JN027458

どうかご自愛ください

精神科医が教える「自尊感情」回復レッスン

Prologue

問題は、自尊感情だ

気が付けば私もすっかり白髪まじりの中年です。医師としてそれなりにキャリアを積んだ今では、アドバイスを求めて多くの人に頼られるようにもなり、私の講演を聞いて人生が変わったという感謝の手紙をもらうこともあります。

考えてみれば、実に幸せなときを過ごしていると思います。幸いにも今のところ健康であり、愛する妻と子どもたちは私を尊重してくれ、両親からも信頼され、たった一人の兄弟である兄はいつでも私を応援してくれています。相対的には、これ以上ない幸せな人生を送っていると言っても過言ではないでしょう。

しかし、この現状は過去にはまったく想像もできないことでした。

幼い頃は、体も心も弱く、気持ちも不安定な子どもでした。しょっちゅう扁桃腺を腫らしては学校を欠席し、少年らしい元気さは皆無の泣き虫小僧だったのです。おまけに落ち着きもなければ、頭の出来も平凡、手先も不器用というありさま。そんな自信も根性もない私は、いつもまわりの大人たちから心配されていたものです。

それゆえ当時は、自分に自信がもてず、できるだけまわりに合わせていました。しかし、それこそが大きな問題でした。思い返せば、それは他人を気遣った親切心ではなく、単に自分が信じられず、失敗が怖かったからにほかなりません。決定権を他人にゆだねていたにすぎないという事実に、ずっと後になってから気が付きました。

そんな子ども時代から時は流れ、誰も予想しなかったことが起こりました。

私は今の自分に、心から満足しているのです。幼い頃とは違い、自らの考えと判断を信じ、自分を愛し、自分を形づくってくれるすべての人たちに感謝しています。

そんなことを言うと、精神科医という肩書があるからだと考える人もいるでしょう。社会的にも評価される職業だから堂々としていられるのだろうと。

もちろん、まったくノーとは言い切れません。私は専門的な修練を積む過程で、良き師、良き先輩に巡り合い、多くのことを学びました。そのおかげで成長できましたし、ようやく手にした専門医の免状はいつでも誇らしいものです。

一方で、多くの医師が過酷で不幸な人生を歩んでいることも知っています。加えて、ほかの分野の医師と比較しても、精神科医の自殺率が群を抜いて高いという事実も知っています。だから、「社会で一目置かれる医師なのだから、ほかの人よりも幸せなのは当然だ」という意見には100パーセント同意はできません。

人生の満足度を決める「自尊感情」とは？

数年前、それまで勤めていた病院を退職して、自分の名前を掲げて仕事を始めたとき、私はずっと先送りにしてきた宿題を1つ解決したいと思いました。

「人生に満足できるとはどういうことか？」という問いの答えを探すことです。

しかし、いざ始めてみると、それは思った以上に単純ではありませんでした。幸せとは何か、何が私たちを幸せにしてくれるのか、必要な条件は何なのかなどを時間をかけてつぶさに記録していきました。また、その過程で私自身が得た気づきや変化、幸せな感情をどう持続できたのかについても、書き残しました。

そして、パズルのピースが少しずつはまっていくなかで、「自尊感情」という単語が浮かび上がってきました。精神科のカルテには"self-esteem"と表記される単語です。辞書には「自身をどのように評価するか」「自分をどれだけ愛し、満足しているかについての指標」と書かれていて、「自己肯定感」と呼ばれることもあります。

これまでの記録を整理してみると、私が幸せだと感じる感情が高まっていく過程は、そのまま自尊感情が回復していく過程でした。反対に、人生でもっとも不幸だった時期を振り返ると、自尊感情がもっとも低下していたときだったのです。

私はもともと、自尊感情がすこぶる低い人間でした。特に医大で留年したときは最悪の状態でした。落第はそれまでにも何度か経験していて、科学高等学校（優秀な生徒が通う難関高校）の入試に落ちたこともあるし、大学入試はもとより予備校の入試にすら落ちたこともあったくらいです。

そんな落第続きの人生の中でも、医大での留年は精神的に耐えがたい出来事でした。自分の人生設計を改めるべきではないかという気持ちが押し寄せ、耐えられずに毎日酒をあおり、タバコとゲームの世界に逃げ込みました。

後輩たちと机を並べることを考えると暗たんとし、そんな自分が恥ずかしくて家族に会うことも避けて過ごしました。ネットカフェやビリヤード場で夜を明かし、早朝にこっそりと帰宅するような日々を送っていたのです。

ほかにも幾度となくふらついたり絶望を繰り返したりして、自尊感情が地に落ちる経験をしました。ともすれば私の人生は、自尊感情が落ちては上げての繰り返しだったと言えるかもしれません。誰よりも強い劣等感にさいなまれ、「取り残された気分」「諦めたい気持ち」「希望さえも手放したい衝動」に取りつかれていました。

今、冷静に振り返ってみれば、自尊感情を正しい位置に引き上げたくて、ああも必死にもがいていた気もします。

自尊感情が健やかになった今、ようやくまともな幸福感を感じられるようになったと思います。自尊感情の回復は幸福の結果であり、自尊感情の回復の結果が幸福でもありました。「自尊感情が回復した」という言葉と「幸せになった」という言葉は同じ意味だったのです。

だからでしょうか、自尊感情を取り戻す過程は、多少つらく困難な道のりでしたが、それでも耐えることができました。

誰もが必ず、自尊感情の問題に直面する

自尊感情の問題は、決して私だけのものではありません。不幸を訴えてクリニックを訪ねてくる多くの人たちも、自尊感情が欠けている人たちでした。

配偶者に浮気をされた人、愛する恋人と別れた人、うつ病などの心の病を患っている人、何らかの中毒の人、死にたいと思っている人とその家族……。彼らはみな一様に自

尊感情の問題を抱えていて、私は彼らに手を貸してきました。だから私は医師でもあり、自尊感情のトレーナーでもあると言えます。

自分の過去の経験があったからこそ、自尊感情が低下している人たちがどんな言葉に傷つき、どんな行動を取るのか、そして私は彼らにどう接したらいいのかもよくわかるようになりました。

過去には自身がまったくダメな存在に思えて落ち込んでいたのに、時が経ってみると、当時の経験が実に有用な資源になっていたというわけです。そんなすべてのことを、この本に正直に綴《つづ》り、たくさんの人と共有したいのです。

また、この本を最後まで書き上げようと決心したのには、いくつかの理由がありました。

第一に、自分の自尊感情はいつかはまた低下すると知っていたからです。自尊感情の維持は、水泳に似ています。上手に泳がないと沈んでしまいます。心も同じです。生きていれば自尊感情が地に落ちる出来事も起こりえるし、大きなミスも犯すだろうし、抑え切れないほど気持ちが落ち込むこともあります。そんなときに、どうやってその瞬間を克服したらよいのか、具体的なマニュアルを整理しておこうと考えたからです。

第二に、誰でも必ず、人生の中で自尊感情の危機を経験することを知っていたからです。だから、私は娘たちにこの話を伝えたいと思ったのです。

以前からその気持ちはありましたが、頭の中が整理できていない、言いたいことが多すぎる、時間がない、まだそれを理解するには相手が幼いなどの理由から、結局は胸の内にある言葉を言えないままでした。

そんな折、私が交通事故に遭ったことで考え方が変わりました。子どもたちに何も言ってあげられないまま死んでしまうかもしれないという危機感が押し寄せたのです。そんなこともあり、この本は〝娘たちに聞かせたい自尊感情の話〟でもあります。きっと子どもたちも喜んでくれると思います。口で言っても、小言としか受け取ってもらえないでしょうからね。

第三に、精神科の医師として、いずれは世に伝えたかった話だからです。以前、私が丁寧に集めて披露した大事な情報を、誰かがこっそりコピーしてネットに上げているのを見つけて激しい憤りを覚えたことがありました。

しかし、それはすぐに傲慢だと気づき、改めました。知識は誰の所有物でもないとわかったからです。有益な情報は広く共有すればするほど、その意味や効果がずっと大きくなると信じています。

この本は、大きく7章に分けて構成されています。

第1章では自尊感情とは何か、なぜ自尊感情が私たちの人生に大切なのかを紹介します。これだけよく耳にしたり、会話にも登場する割に、自尊感情についてきちんと把握できている人が意外に少ないからです。

第2、3章では、自尊感情が低いときに起こりがちな恋愛や別れ、人間関係の問題についてまとめました。第4、5章では自尊感情に紐づく感情や心の習慣を、第6、7章では自尊感情を引き上げる具体的な方法をまとめました。

また、第2~5章の各項目が終わるごとに、「自尊感情を高めるために今日すべきこと」と題した、自尊感情を回復するために普段気を付けたいこと、その実践方法を紹介しました。

私が実践してきたように、読者のみなさんもこの本を通して人生を再発見し、生活に生かし、日々をデザインしながら自尊感情を立て直す時間をもっていただければ、これ以上素晴らしいことはありません。

著者

どうかご自愛ください

目次

第3章

人間関係は自尊感情が9割

第4章

自尊感情回復のカギ「感情」のトリセツ

第5章 自尊感情を落とす「心の悪習慣」とは？

第6章 自尊感情の回復を阻む「4つの障壁」

第7章 自尊感情を高める5つのワーク

第 1 章

なぜ、自尊感情が大切なのか？

1 自尊感情はどんなもの？

いつからか「自尊感情」という言葉に遭遇することが多くなりました。それだけ現代社会において自尊感情が重要視され始めたということなのでしょう。

しかし、自尊感情とは何か？と尋ねられても「自分をどれだけ愛せるかの度合いのこと」「プライド」「自分を大切に扱う姿勢」など、その解釈は人によって実にさまざまです。そこで本題に入る前に、まずは本項にて自尊感情の意味からまとめておきたいと思います。

まず、自尊感情とは、「自分自身をどのように評価するか（self-esteem：セルフ・エスティーム）」というのが基本的な定義です。自己評価のレベルの高低を意味し、100点満点中70点など、数字や高さで表すことも可能です。

自尊感情の3つの基本軸

自尊感情には3つの基本軸があります。

まず、「自己有用感」です。これは、自分がどれだけ他者や社会に役に立っているかを感じることです。替えがきかない職業に就いているとか、まわりから能力を認められると自尊感情も高まります。

2つ目は「自己調整感」です。自らの望み通りにやりたい、自分らしくありたいと思う本能のことです。この本能が満たされると自尊感情はおのずと高まります。都会の有名一流企業で必死に働く人よりも、田舎で野山を自由に駆け回って育った人のほうが高い自尊感情をもっているケースはいくらでもあります。これこそ自己調整感が関係しているからにほかなりません。

3つ目は「自己安全感」です。つまり、持続的に安心感を得られることです。虐待やPTSDなどのトラウマを抱えた人、愛情に飢えている人などは普段から不安を感じやすい状態です。また、一人でいることに耐えられない人なども不安で安心感を得られません。これらの人たちは自尊感情が低くなりがちです。

自尊感情の3つの基本軸

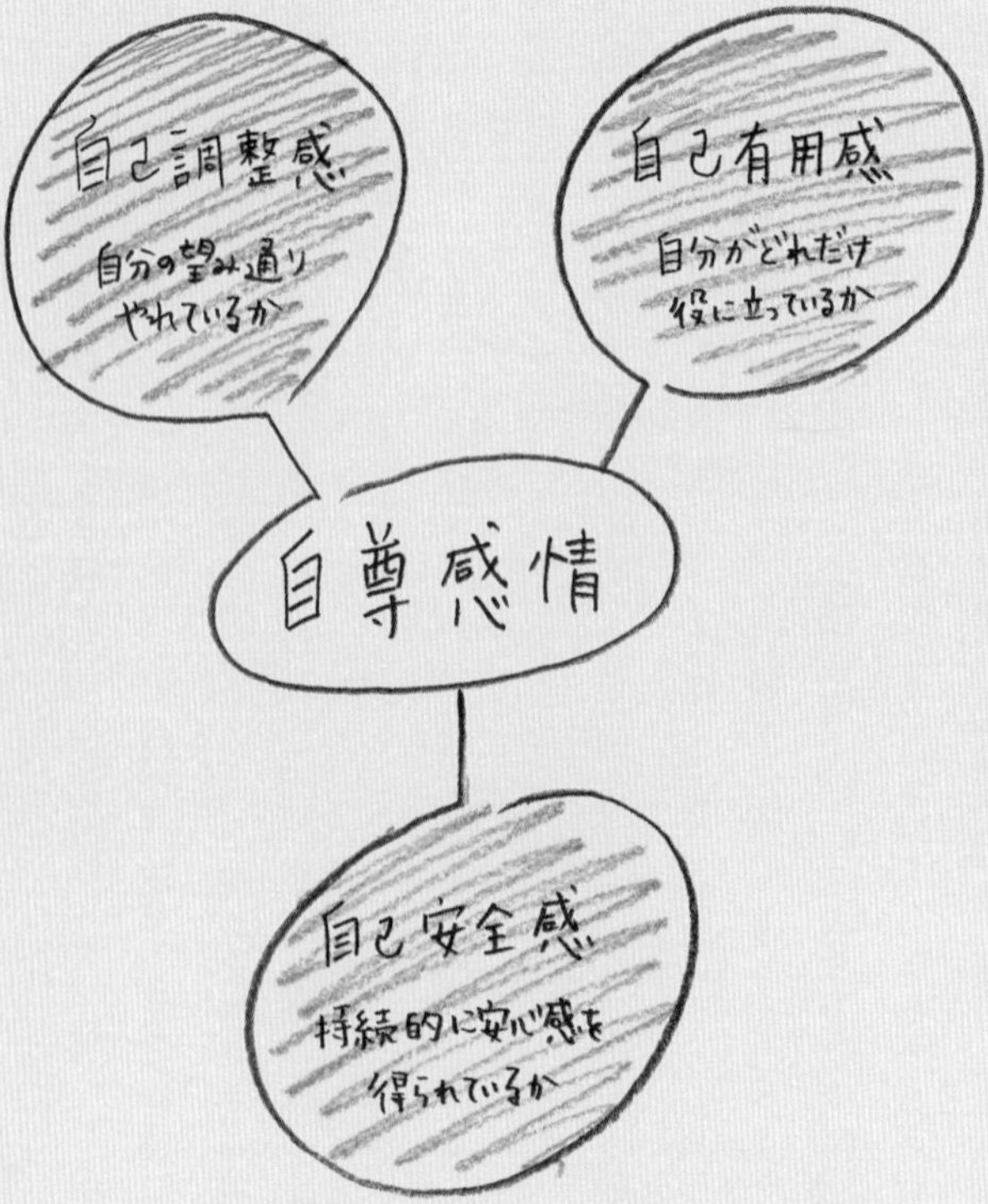

よく自尊感情は「自分をどれだけ愛せているかを測る指標」と紹介されますが、まさにその通りです。

自らを何の価値もない人間だと感じたり、自分をコントロールできなかったり、不安を感じて心が健全ではない人は、自分を愛することが難しくなるのです。

自信、慢心、プライドとの違い

自尊感情と混同されがちな言葉に、「自信」「慢心（うぬぼれ）」「プライド」があります。私の患者を見ても混同している人が多いので、それぞれ簡単に説明しておきましょう。

まず「自信」とは、〝自らの能力〟と〝課題の難易度〟を相対的に比較した概念のことです。自分の能力を高く評価し、課題の難易度を低く見積もれば、おのずと自信は高まります。一方、能力を適切に評価しながらも課題の難易度を過剰に高く考えてしまうと、自信は低くなります。

「慢心（うぬぼれ）」は、自分の能力を過剰に高く評価したり、課題の難易度を実際より低く見積もったりする場合に生じる感情のことです。つまり、非合理的な評価によって自信が高まった心の状態をいいます。

「プライド」は、一般的には誇りや自信などの肯定的な意味があり、自尊感情ともつながりのある感情です。しかし、これが度を越すと「プライドが高すぎる」などの否定的な意味でも使われます。

2 自尊感情は本当に回復できるのか？

自尊感情については誤解も少なくありません。本などで心理学の基礎を学んだと自負している人でさえ、間違った情報を鵜呑みにしているケースが見受けられます。自尊感情に対するよくある誤解を紹介しましょう。

自尊感情は遺伝する？

しばしばこうした記述が見受けられますが、誤解です。また、「自分の自尊感情が低いのは、親からの愛情が足りなかったせいだ」と思い込むケースもよく見られます。

もちろん、親の養育方針や幼少期の環境は個人の心の形成に非常に重要です。しかし、だからといって、自尊感情が親の影響に左右されると思い込んではいけません。もしそれで親を責めて謝罪を得られたとしても、自尊感情は回復しません。単に家族の溝が深まるだけです。自尊感情は、自らの努力で回復するものです。

褒められた経験が少ないと自尊感情が下がる？

かつて『賞賛はクジラをも踊らせる』（原題「Whale Done!」）というタイトルでヒットした本がありました。

しかし、何事も褒めればよいと受け止めてはいけません。間違った賞賛は、相手をむなしくさせるだけです。褒められた側はさらなる賞賛を渇望し、また、賞賛が聞かれなくなると自分を責めるようになるからです。

自尊感情を高めたら幸せになれる？

自尊感情が回復すれば、いつでも夢見心地でいられるというわけではありません。しかし、今よりもっと堂々といられるようになります。他人の評価に振り回されず、たとえ平日に消耗して帰宅したとしても、週末まで引きずって、せっかくの休みを棒に振ることもなくなります。月曜の朝を恐れ、日曜の夜を台無しにすることも決してありません。

自尊感情が回復するとナルシストになる？

自尊感情を回復させるのは、根拠のない自信をもち、ナルシストになるためではありません。ナルシストとは過度に自己愛の強い人たちを指しますが、彼らは傲慢に振舞っているようで、実は恥をかくことを恐れてビクビクしています。自尊感情が回復すると、むしろ自分の弱い部分を認めて受け入れられるようになります。足りないなりの自分を認めて、前進していくエネルギーも兼ね備えることができるのです。

自尊感情が高い人は、ずっと高いまま？

自尊感情は、自分をどのようなレベルで受け入れるかという感覚です。この感覚は、その時々で変化します。まるでジェットコースターに乗っているかのように、上がるときは興奮し、下がるときは恐怖感が増します。

自尊感情を回復させた人たちは、このアップダウンのスピードに対して耐性があります。急降下する場合でも、自分には安全ベルトがあり、墜落の確率も低いことをよく知っているので過度に怖がりません。上がるときも同じで、必ずまた下がることを知っているため、前もって心構えができています。

自尊感情が回復すると人間関係に悩まなくなるのもこのためです。周囲から非難されても、そのショックが尾を引くことはありません。それで一時的に自尊感情が下がったとしても、大きく振り回されたりしないのです。また、自尊感情が健康な人には、おのずと良い評価もついてきます。

自尊感情は本当に回復できる？

結論から言うと、落ちた自尊感情を回復させることは可能です。簡単に回復できる人もいれば、時間がかかる人もいます。その過程が苦しくて諦めてしまうこともあります。しかし、確実なことは、努力すれば間違いなく自尊感情を取り戻せるということです。

自尊感情を回復する過程は、自転車の乗り方を覚える過程と似ています。本書はこの自転車がどんな形であり、どうすればうまく乗りこなせるかを詳しく案内していくものです。自転車の乗り方だけでなく、転ばずに長く乗れる方法、安全な転び方、身に着けるべきサポート装備についてもピックアップします。

自転車に乗ったことがある人ならば、一度や二度は転んだ経験があるでしょう。長年乗りこなしている人でも、たまには転んで擦《す》りむいたりするものです。しかし、転んだとしても、自転車を起こしてもう一度走り出す方法や傷を癒す方法を知っていれば、過度に自転車を怖がることはないはずです。

転んでも再び自転車に乗りたくなりますし、もっと楽しく乗れるようにもなるはずです。この本を読むみなさんも、そんな気持ちになれると信じています。

3 なぜ今、自尊感情が重要か？

自尊感情は、私たちが発する言葉、行動、判断、感情など、人生のあらゆることに影響しています。

また、「心の健康」を測るバロメーターでもあります。人間関係に苦労する人、恋愛に苦しむ人、ゆううつになりがちな人、自分は不幸だと考える人などはみな、自尊感情の問題を抱えているからです。

特に昨今のように生きづらさを訴える人が多いときこそ、自尊感情が一段と重要になります。自尊感情は、社会環境と密接に関係しています。どんなに自尊感情の高い人でも、ストレスやプレッシャーに持続的にさらされると自尊感情は低くなるのです。一方でこれは、裏を返せば自尊感情が低い人も環境によって次第に回復できるということでもあります。

いつでも他人と比べてしまう世の中で

昔に比べると、私たちの生活は飛躍的に発展しました。祖父母、両親の世代と比較してみても、飢える心配がないどころか、高価なスマートフォンを一人1台所有するような時代です。しかし皮肉なことに、技術が発達すればするほどメンタル面での健康維持が難しくなりました。

これは歴史を見ても繰り返されてきたことです。18世紀のイギリスで産業革命が起こったとき、精神科にかかる患者が爆発的に増加しました。特にアルコール依存症の患者が急増し、社会問題となっています。

ＩＴ産業が急速に発展した現代社会に目を転じると、どうでしょう？　朝、目を覚ました瞬間からニュースや天気をチェックし、寝る直前までスマートフォンの世界とつながっている私たちは、果たして幸せで健康なのでしょうか。

デバイスやＳＮＳが発達し、間違いなく便利な世の中です。地球の裏側にいる人など、昔なら知り得なかったような人たちとリアルタイムでつながり、交流できるのですから。

そうやってつながった友人たちのFacebook、Instagram、Twitter、ブログなどを見ているとため息が出ます。豪華なインテリア、おいしそうな食事、海外旅行、本を読むゆとりのある生活、楽しそうな趣味……自分以外はみな幸せそうに見え、ゆううつな気分になります。うらやましさは、一瞬にして自分の人生をみじめに感じさせます。

しかし彼らの生活は、本当に写真に写っているように、幸せで満足にあふれているのでしょうか？　そうではないと思います。私は、ＳＮＳで人々が近づいた分だけ、仮面を被って生きている人が増えたと考えています。私たちは、他人との距離が異常に近くなった反面、心の距離は遠ざかった世界に生きているのです。

友達だと思って近づいたのに敵だったり、無理して心を開いたのにいっそう傷つけられたり。自分の本音も気軽に口に出せず、いざ何かを語る際には何度もセルフチェックを繰り返すなど、常に人目を意識しなければなりません。誰にでも悩みを語れる状況なのに、真剣に聞いてくれている人は誰一人としていないように思えます。だから、誰かと一緒のときでさえ、ひどく孤独を感じるのです。

私たちはみな、ぽつんと浮かぶ孤島のように、各自の悩みを抱えてさみしい思いを強いられています。たくさんのコミュニケーションツールでつながっているのに、心は行き詰まり、孤立している時代なのかもしれません。

自尊感情だけがあなたの心を守ってくれる

変わったのは生活だけではありません。いつしか世の中はあまりにも多くのことを問いかけ、要求してくるようになりました。

これから何になりたいのか？　どんな道を歩みたいのか？　どんなスピードで進むつもりなのか？　そう常に問いかけ、確認してきます。決めなければならないこと、答えを出さなければならないことも増えました。

こんな状況では当然、不安にならざるを得ません。特に若い人たちは「自分がうまくできることが何なのかわからない」という悩みにとらわれ、抜け出せなくなっています。そしてその悩みに手をこまぬき、エネルギーを消耗してしまいます。見聞きする情報の多さに比例して疑問や悩みも増えるのに、答えを探せないという、八方ふさがりの状態なのです。

さらに、それぞれのアイデンティティでさえ比べられながら生きることを余儀なくされています。自分の考え、生きていく過程、判断、結果なども比較対象です。そのせいか、それなりに不自由なく生きている人でさえ、心の片隅では「自分は本当にそれなりに暮らせているのだろうか」などと猜疑《さいぎ》心を抱いてしまうのです。

「まわりは結婚もして、子どももうけて、仕事もうまくやっているのに、どうして私にはそのどれもが難しいのでしょうか？」

こんな質問をする人たちが、近年増加しています。実によくある質問ですが、尋ねられるたびに答えに窮《きゅう》します。私も同じように考えることがあるからです。ほかの医師たちはお金も稼いで、論文も書いて、週末には家族旅行にまで出掛けているのに、なぜ私はいまだに賃貸暮らしで論文も進まず、毎日あくせくしているのだろうと。

このように、他人の人生とは実に軽々とやっているように見えるものです。素敵な人と恋愛をして、違うと思えばさっさと別れて、たとえ数日を泣いて過ごしたとしてもすぐさま元気に立ち直る。結婚も就職もそつなくスマートにこなしているように見える。しかし、現実とはそういうものでしょうか？　世の中はスムーズに回っているのに、自分一人だけが苦しんでいるのでしょうか？　決してそうではありません。

一方で、たとえそうだとわかってはいても、現代の環境では、自尊感情に大きな影響を及ぼさざるを得ません。絶えず他人と比べて劣等感を募《つの》らせ、自分の置かれた環境を恨み、自分の性格に問題がないか自己採点を繰り返してしまう世の中です。答えを探すこともやさしくありません。そもそも悩み抜く時間すら不足しています。

そんなときにもっとも強力な武器となってくれるのは、健やかな心でガードした自尊感情です。「自分とは何者なのか」「今、進んでいる道は正しいのか」「やり遂げられるのだろうか」という思いや悩みに取りつかれること自体、考えてみれば自尊感情とつながっている問題です。だから自尊感情が強いほど、ダメージを最小限に抑えながら歩んでいけるのです。

何事もセルフサービスの時代ですが、自尊感情もまた自ら守らなければなりません。幸せになるためのあらゆる方法やコンテンツが飛び交っていますが、本当の幸せは、健やかな自尊感情から生まれるのです。自尊感情こそが、昨今の複雑な時代を生き抜くための最強の武器なのです。

第 2 章

自分を愛せないと、愛に振り回される

1 自分を愛せない人は、誰も愛せない

教養小説（思春期の青年を描くドイツ文学のジャンル）にはラブストーリーが付き物です。これはごく自然なことです。成長とは自尊感情を獲得する過程であり、自尊感情が備わると最初に求めるものが愛だからです。反対に、自尊感情が落ち込むと〝愛〟に対する能力に自信がもてなくなります。

私がもっともよく受ける相談も「愛に関する悩み」です。恋人、夫婦、親子関係など、その対象はさまざまですが、相談者の悩みを突き詰めると、もれなく自尊感情の問題にぶつかります。やはり自尊感情が回復できていない状態では、愛もうまくいかないようです。

中には、「自分は愛される資格がない」と決めつけている人たちもいます。なぜそんな考えに至るのか理解に苦しむレベルのルックスの持ち主でも、当人は本気で悩んでいます。

自らを恋愛不適合者だと言い切り、一生涯で一人だけを愛することも、愛されることも無理だろうと決めつけ、自分に愛される資格などないと考えています。

しかし、先のことを考えるとさみしさが押し寄せてきて恋愛を渇望し、別れては自尊感情を下げるという悪循環を繰り返してしまいます。悪循環が繰り返されるほどに自己卑下が進み、ついには自分が信じられなくなる。まさに悲劇です。

愛とは、相手への「信頼」から始まる

「自分は愛される価値のある存在だ」と認めることは〝信頼〟という感情から出発します。私たちが生きていくうえで必ず必要となる資質です。

人間はそれぞれが独立した存在です。お互いに信頼がないとチームを組み、社会を形成することなどできません。乗客が機長を信頼することで初めて、安心して飛行機に乗れるようにです。「この機長、無免許だったらどうしよう」と疑い始めると旅行もおちおち楽しめなくなってしまいますよね。

こういった、誰かに対する本能的な信頼を心理学では基本的信頼（basic trust）と呼んでいます。人間が生まれて初めて取得する基本的信頼は、母親への信頼です。空腹時は

ミルクがもらえ、おむつが濡れたら交換してもらえる。赤ん坊には、こうした母親に対する信頼が必要です。

もし母親が「どうしていつも私を苦しめるの？」とイライラし、面倒を見ること自体を放棄するなら、赤ん坊は外界への基本的信頼を形成できません。母親に拒絶されると、赤ん坊は「しょっちゅう腹を空かせる自分は変な存在、この世には必要のない存在なんだ」という認識をもつようになります。

ただし、基本的信頼が欠けているからといって、すぐさま、母親の愛情や育て方を疑ってはいけません。親に対する基本的信頼が形成されたとしても、その後のさまざまな経験から壊れることもあるからです。

〝自己不信〟状態での恋愛はつらい

自分の魅力や能力を信じられない人は、「どうしてあの人は、私を愛していると言えるのだろう」と相手を信頼できずに疑念を抱くため、他人との関係にも軋轢《あつれき》が生じやすくなります。既婚者の場合は、配偶者を疑って過度に束縛する「オセロ症候群」に発展します。

また、配偶者より経済力が劣っているとか、性的能力を喪失したなど、何かしらのコンプレックスがあって自尊感情を下げてしまった場合にも、相手を疑いやすくなります。その心理を分析するなら「自分がこんなにダメな人間なのに、妻が（夫が）そばにいてくれるわけがない」という思いが根底にあるからです。

彼らはたいてい、自分の劣等感や心の状態を顧《かえり》みず、相手のせいにして問題を解決しようとします。はた目には相手を愛しているがゆえに苦しんでいるように見えますが、実際は自分を信じられずに苦しんでいるのです。

いわゆる悪い恋人から離れられないとか、若い男に貢《みつ》いで財産を使い果たした女性たちの深層心理にもこのような問題が隠れています。

自分に自信がないため、もしこの人が離れてしまったら私を受け止めてくれる人はいなくなるという錯覚に陥って別れられないのです。死ぬほど愛しているからではなく、別れが怖くて関係を続けているに過ぎません。

さあ、自分の価値を認識しよう

これらすべての問題は「自分は愛される価値のない人間だ」という認識から生まれる

ものです。しかし、世の中にはすべての面で完璧な人などいないように、まったく何の取り柄もない人もいないのです。ただ、自分には愛される資格はない、自分なんか役立たずだ、と思い込んでいる人がいるだけです。

もしあなたが、自分の価値を信じられないなら、自らの過去を正直に振り返ってみることをおすすめします。親から影響を受けたのか、それはどんな影響だったのか、自分の性格はどうなのか、得意・不得意は何かについても、事細かに振り返るのです。

やり方は簡単です。紙を1枚用意して半分に折り、自分の長所・短所を書き出します。自分のどんな点が愛される資格がないと思うのか、どんな点が信じられないのか、心の中から1つひとつ取り出してみましょう。

自分を知れば知るほど、自分を愛せる

愛というのは感情です。望めば強引に生じるものではありません。心から自分を愛していないのに、「自分は愛される価値がある！」と叫んだところで、突然愛情が湧いて出るわけでもありません。今すぐ自分を愛しなさいと強いたところでできるものでもありません。

だから、自分の長所と短所を書き出すだけでもやってみませんか。どんなに考えてみても1つも長所がないのなら、「他人から見た自分の長所」を書くのもいいでしょう。それが他人による勘違いだとか、単純によそ行きの自分だったとしても、誰かが言ってくれる内容をそのまま書き出しましょう。

このワークは、自分への関心をもたらしてくれます。この世のすべての愛情は関心から始まります。「どこに住んでいるんだろう?」「趣味はなんだろう?」など、相手に対する些細な関心が広がっていき、やがて尊敬や愛が花開くのです。

自分を愛することも同じです。自分がどんな人間なのか、どのように生きてきたのかに関心をもたなければなりません。

実に面白いと思いませんか? 自分や誰かを愛する能力が、結局は自分が誰なのかを知る能力から始まっているなんて。自分を知るたびに、愛する能力は高まっていくのです。

自尊感情を高めるために
今日すべきこと

自分について書く

まずは自分に関心をもつことから始めてみましょう。自分を知るために、できるだけ具体的に自分の長所と短所を書いてください。

1. 自分の長所、短所

2. 自分が得意なこと、苦手なこと

3. 人から褒められる長所

2

自分を愛せない人は、こんなにも生きづらい

自分を愛せないことは本当につらいものです。気に入らない双子のきょうだいと四六時中、一緒にいるようなもので、何もしていないのに責められている気分がして悲観的になります。

一方、自分を愛せればその逆のことが起きます。一人でいても大好きな友達と一緒にいるようにくつろげて、さみしくも退屈でもありません。迷ったときも、愛する「私」にアドバイスを求めることができます。いつだって一人ぼっちではありません。

自分を愛せる人は一人を恐れず、自信に満ちあふれています。この自信が人間関係の不安も解消してくれます。自信があることで人としての魅力が増し、まわりからの人気も得るのです。

自分を愛せない人は、こんなにもつらい

私にも、自分のことが心から嫌いだった時期がありました。高校1年生の終わり頃のことです。朝起きるのも嫌で、食欲もなければ風呂にも入らず、何事にも興味をもてない無気力症候群になりました。ようやく学校へ行っても、一番後ろの席に座って居眠りするか、ただぼんやりするだけ。それまで優等生として生きてきた私は、自分のこんな姿が意外でもありました。

そんな状態でも、誰かに八つ当たりしたり、相談したりすることがなかったせいか、家族も私の状況に気づいていないようでした。ちょうど兄が大学入試を控えていたので、「弟も一緒に神経質になっているのだろう」くらいに思われていたのでしょう。一方の私は、家族に対して「どうせ俺のことなんか興味ないんだろう?」と、少しずつ斜に構えるようになっていきました。

そんなある日、母から「ちょっとついて来なさい」と言われました。町の小さな書店に到着すると、母はいつもと変わらぬ淡々とした表情で、「買いたい本があれば、どれでも好きなだけ買いなさい」と私に本を選ばせました。

私は書店をくまなく見て回り、『自分自身を愛するには』という本を選びました。「自

分を愛せない者は誰も愛せない」という一文が目に留まったからです。そして気が向いたときにその本を読みながら過ごしました。

振り返ってみると、あのとき、気力が湧かなかったことよりももっとつらいことがありました。それは自分自身を理解できないことでした。意欲も勝負欲も失った自分がやたらみじめに思えて嫌いで、受け入れることができませんでした。

いっそ成績が落ちたとか、家族との不和があったとかわかりやすい理由があればよかったのですが、それさえもなかったからです。自分が自分という存在を受け入れられないという感覚は、想像以上につらいものでした。

あのとき買ってもらった本の内容は正確には覚えていません。しかし、高校生だった私にとって、〝自分を愛すること〟に触れたことは少なからず貴重な時間になりました。自分を愛することがいかに重要なのか、そうできない場合はどうなるのかを、初めて教えてもらったからです。

一方で、私は20代になっても自分が無気力で、何事も面倒に感じる理由が理解できずにいました。いつでも気持ちがざわついていて、そんな自分に納得できずにいました。これは推測ですが、真面目に前進しているときにもたらされる高揚感の中毒になっていたのかもしれません。だから余計に、無気力の状態が苦しかったのでしょう。

医大に合格しても、自分が嫌いだという感情に苦しみました。医大は優秀な学生だらけで、彼らは頭も良ければ性格も良く、遊び方までうまい。そんな仲間と自分をいつでも比べざるを得ませんでした。

「どうして自分は彼らのようにスマートじゃないのか」「どうして自分は彼らのように勉強ができないのだろう」とどんどん膨らんでいく劣等感を、誰にも言えずにいました。

別の道を選んだ友人たちは、軍役についたり、予備校生として必死に生活したりしていて、医大生の私をうらやましがっていました。そんな彼らに今の悩みを相談しても共感してもらえるはずがありません。何よりも私自身が自分を理解できないのに、友人に説明もできません。

だから私は、口を閉ざして耐えることにしました。今考えてみると、自分を愛せないことがどれだけさみしい感情なのか、そのときにわかった気がします。

時が流れ、私は他人の心を癒す精神科の医師になり、自分を愛せずに苦しんでいる人たちと向かい合っています。彼らには特に気を配って接しています。それも私が同じように病んでいた経験があるからだと思います。

自分を愛せると、ちょっとしたことで動揺しなくなる

誰かを憎む、無関心になるのは特別なことではありません。誰しも好きな人と嫌いな人がいるものです。

しかし、身近な人を憎く思うのは問題です。家族や会社の同僚に許せない人がいるだけでも心に影響をきたします。ましてや配偶者を愛せないとか、恋人に関心がもてないようでは幸せから遠ざかる一方です。

であれば、もしその嫌いな対象が自分自身だったらどうでしょう。話す、行動する、食べる、寝る、そのすべての瞬間がしゃくに障るのですから問題はいっそう深刻になります。鏡を見るたびに嫌いな人間の姿を見なければなりません。

だから、自分を愛せない人はイライラするのです。性格や体型など自分のすべてに腹を立てては、ためらいもなく自分にダメ出しし、誰かと比較します。

まるで、耳に特殊なイヤフォンが装着されていて、一日中「お前はダメなやつだ。お前はみんなより無能だ」と嫌味を浴びせられているようなものです。自分を憎むというのはそういうことです。他人から非難される分には逃げれば済みますが、自分が発信源となるとそうはいきません。

一方で、自分を愛している人は、さみしさに襲われても大きく動揺することもなく、一人で旅をしていても誰かと一緒のような楽しい時間を過ごせます。鏡を見るたびに気持ちがやすらぎ、自分の声を聞くたびに安心します。自らを慰め、励ますこともできます。自分を愛せない人のように自らの行動をやたら思い返しては、相手がどう思っただろうかと後悔と不安に陥ることもありません。

もちろん、自分を愛している人にもつらいことは起きます。試験に落ちることもあれば、恋人と別れることも、親しい人との死別もあります。しかし彼らは、そんな事態でも自分を責めたりはしません。また、現実をそのまま受け止められるため、つらい思いも長引かせません。

彼らは問題が起きたとき、積極的に解決策も立てられます。普段から他人と比べてエネルギーを浪費していないからです。励まし、慰めてくれる友人がそばにいてくれることと変わりありません。自分自身が自分の頼もしいボディガードであるようなものです。

言い訳してでも自分を甘やかそう

もう少し人生を楽に生きたいのなら、自分に「大丈夫」という言葉を頻繁に掛けてあげましょう。私たちは長い間、他人と競争し、比べられ、否定されながら生きてきました。よって、必要以上に自分のことをおかしな人間だ、未熟な人間だと罵倒し続けてきたのです。私たちの心は、悔しさや悲しみに取りつかれています。だからこそ、今からでも、少し大げさなくらいに自分のことを慰めてあげるべきです。

そう言うと「それでは、あまりにも自分を正当化しすぎるのでは？」と懸念する人もいるかもしれません。良い質問だと思いますが、そうはなりません。

これまで、あまりにも自分を卑下しすぎていたとか、抑え込んできた人なら、なおさら自分に「大丈夫」と言ってあげるべきです。自分を卑下しすぎていたのはあなたのせいではありません。それを強いてきた社会システムや教育のせいです。それらのせいにしてもいいでしょう。

やりすぎだと思うくらい自分に寛大になり、合理化すべきです。「自己正当化でも大丈夫だ」と言ってあげましょう。無気力だったから自分を休ませられたし、おかげでいっそう努力もできたと考え、ただただ「大丈夫。今まで大変だったね」と自分に言ってあげましょう。

今すぐにできなくても問題ありません。私たちは第一歩を踏み出したばかりですから。

自尊感情を高めるために
今日すべきこと

“大丈夫”日記を書く

今日あったことを思い出しながら、自分をねぎらう時間をもちましょう。やり方は簡単です。次の3つのステップを実践してください。

1．今日あったことを書く

今日、自尊感情に関する本を読んだ。

2．そのことを考えると
どんな感情が湧くかを書く

「自分は自尊感情が低いのだろうか？」と心配になった。

3．「大丈夫」と書こう

自分の自尊感情は低いのではと心配したが、それほど気に病むことではない。こんな本を読めば誰しも少しは思い当たるふしがあるものだ。まだこれからだ。大丈夫だ。

3 自分を愛せない人は、パートナーを信じられない

人気者や異性にモテる人の自尊感情は高くて当然だと思われがちです。しかし、人気絶頂の芸能人にもうつ病に苦しむ人たちが少なくないように、境遇にかかわらず、本人は不安でさみしく、愛されるはずがないと思うこともあるものです。

彼らは、欠けている部分を埋めようと自分を大きく見せようとします。しかし、それが行き過ぎると心はいっそうすさんでいきます。

次第に自信がなくなり、「まともな人で自分を愛してくれる人などいない」と、モラルに欠けるような相手とも付き合ってしまうのです。

このタイプの人たちは、素敵な人から告白されても疑いが先に立ちます。初めは恐る恐る付き合い始め、やがて執着します。本人は強い愛だと信じていますが、実際は執着

です。執着は〝病《やまい》〟です。当然、相手の愛情も離れていきます。

執着によって愛を失うと、自尊感情はいっそう落ちていきます。「やっぱりだ。また逃げられた。やはり自分を愛してくれる人はいないのだ」という考えに帰るしかありません。自尊感情が低いせいで執着し、執着によって自尊感情がさらに低くなるという負のスパイラルが続きます。実に残念なことです。

恋人への執着が自尊感情を下げる

法頂《ポプチョン》和尚の著書『無所有』には、蘭の花を育てる話が登場します。いただき物の蘭の鉢植えに水を与え、日光に当て、世話をする日常が和尚にとっての大きな喜びでした。ところが、しばらくしてそれと同じくらいに心配も押し寄せてきたそうです。「家を空ければ花がしおれ、枯れてしまうのではないかと悩みが生まれた」と綴られていました。

蘭でも動物でも、生きものを育てたことがある人なら、和尚の話に共感できるでしょう。何に愛着をもっても、幸せと同時に恐れも芽生えるものです。その対象を愛しているから、それを愛と呼んでいるだけです。

愛し合う男女も甘い幸せを感じますが、同時に愛が終わるかもしれないという恐れと不安も感じています。どんな恋愛も、始まって3カ月あたりから喧嘩と仲直りを繰り返すのはそういう心理からです。

自尊感情が不足している人たちは、この過程を人一倍、強烈に経験します。恋愛を始めるまでも大変ですが、始まると早々に喧嘩し、エスカレートして仲直りも簡単ではありません。この過程で自尊感情がさらに低くなります。恋愛するたびに相手に執着する自分に愛想が尽きるからです。

自分を愛せないと、恋人を疑い始める

人を好きになる理由は十人十色です。素晴らしいから、学ぶべきところが多いから、ルックスが好みだから、純粋だからなど……。しかしその中で、「相手が自分のことを好きになってくれたから」という理由しかない場合は、注意が必要です。

この言葉の中には「自分のことが好きなんて、めったにない特別なことだ。ほかの人たちはそうじゃないから」といった意味が含まれています。「自分を愛してくれるから愛している」とは、「自分なんて愛される価値がないのに、この人だけが奇特にも自分を愛

してくれている」という意味なのです。

自尊感情が健全な人には「私は愛されるべき存在だ。だから誰かが私を愛するのは当然だ」という前提があります。この感覚が、愛を持続させるうえで、さまざまな障害から守る傘の役割をしてくれます。

だから、自分の魅力や価値を信じていない人たちは恋愛そのものが難しくなります。恋人たちが喧嘩する理由は、相手が自分を愛しているという暗黙の了解を疑い始めるからです。「記念日を忘れられた」「約束を破られた」「電話の回数が少ない」など理由はさまざまですが、結論は「きっと愛が冷めたからに違いない」、つまり、相手が自分のことを愛しているか確認したいということです。

「あなたのことを本当に愛している。だけど、忙しいときは連絡できないこともある」

「あなたのほうこそ、私を愛しているのならそのくらいは理解してくれてもいいんじゃない?」

こういったやり取りが何度か続いた挙句、やがて喧嘩に発展します。軽い痴話喧嘩くらいならいいのですが、争いが長引くと、根本的な愛を疑うようになるのが自尊感情が低い人たちが陥る典型的なパターンです。

このように、自分が愛される存在であることに確信がもてないと、相手を疑うようになります。花を一輪育てるのにもエネルギーと努力が必要なのに、相手からしきりに「私を愛しているの?」と問い詰められたら、我慢できるものもできなくなります。

自尊感情が低い人たちの言葉の裏には、いくつもの意味が含まれています。たとえば「どうして1時間も遅れたの?」という言葉には、時間が守られなかったことへの叱責だけではなく、その裏に「私が価値のない人間だから簡単に約束を破られたんだろう」とか「私がダメな人間だとバレて愛が冷めたんじゃないか?」といった不信感までが含まれています。

こうして不安が雪だるま式に膨らんでいくため、**自尊感情の低い人は恋人との喧嘩が過激な方向に流れやすい**のです。

単に遅刻した理由だけに留まらず、二人の愛は永遠に変わらないというところまで説明を聞かないと納得できません。これだけでもかなりのエネルギーを要するので、疲れ切った相手にやがて愛想をつかされてしまうのです。

自尊感情が低い人は、恋愛中も相手のことに集中できません。代わりに自分のダメな性格、外見、心の傷、愛情の欠乏など、足りない部分ばかりが気になります。恋人との恋愛の問題のように見えますが、実際は自分自身の自尊感情の問題なのです。

自尊感情が高い人の恋愛とは？

一方、自尊感情が高い人の恋愛は違います。自分が愛される存在であると認識しているため、問題が起きても相手の特定の行動だけを問題視します。たとえば、待ち合わせ時間に1時間遅れたなど、事実に対してだけ怒るのです。そしてすぐに解決策を探すことに集中します。

もちろん、自尊感情が高い人たちだって、怒りや虚《むな》しさを感じます。当然、愛が冷めた、無視されたと感じ取ると腹を立てたりもします。

それでもこのタイプの人たちの喧嘩は、相手の感情をひどく刺激したり、必要以上に傷つけたりするまでには至らず、引きずったりもしません。行動を改めるための解決策をいち早く探り、仲直りを目指します。

彼らは「私を安心させたいなら、こういう行動をとってほしい」というメッセージを効果的に伝達できます。相手に行動を改めさせながら、自らも相手が望む方法で変化するという点に焦点を合わせるからです。

恋愛というのは、得られる幸せが大きいがゆえに、大きなエネルギーを必要とするものです。だから、相手が本当に自分を愛しているのか、自分が愛される価値のある人間なのかと悩んだりしなければ、無駄なエネルギーを消耗しないで済みます。そのエネルギーは、健全な関係を築くために使いましょう。

恋愛のスタートは「自分」を愛すること

「自分は愛される価値のある存在だ」と認めることは、恋愛に欠かせない基礎工事です。これが弱いと愛情を持続できません。

もしあなたが、努力しているにもかかわらず毎回恋愛で障壁にぶつかっているなら、それは決定的に「自分が愛されるべき存在である」という事実を忘れているからです。

多くの人たちが愛し、愛されるために努力しています。身なりを整え、言葉遣いや行動、中には職場まで変える人もいます。

しかし、このすべての努力をする前に、まず「自分が自分を愛する」ことが大前提です。それでこそ愛する相手との関係にも集中できるのです。自分を愛せない人は、自分のことを考えるべきときには相手のことを考え、相手のことを考えるべきときに自分のことを考えてしまいます。

このような経験を繰り返したことのある人は、これから少しでも視点を変えてみてください。

たとえば、服を選ぶ、美容院に行くといったときにも「どうすれば相手に気に入られるか」と考えるのではなく、「どうしたら自分が心地よいか」を第一に考えるのです。

それでは自分勝手な人間になりはしないかと心配する人もいるかもしれませんが、大丈夫です。私たちはあまりにも他人の観点から評価されたり、愛されることに慣れ過ぎています。これからは自分におおらかになり、主体的になるべきです。

自尊感情を高めるために
今日すべきこと

自分への
プレゼントを選ぶ

プレゼントは愛の証ですね。誰かを好きになるとプレゼントをしたくなるものです。恋人がくれたプレゼントを見ては「ああ、あの人はこんなにも私のことを思ってくれているんだなあ」とにっこりしてしまうように、その力は偉大です。

今日は自分にプレゼントをしてみましょう。自分にふさわしいものは何か、何をもらうと一番うれしいか、自分に関心をもってみましょう。

そしてプレゼントを選んだら、「いいものを選んだね！　私はプレゼント選びもうまいね！」と自分を褒めてあげましょう。これで自分自身を愛する道のりにまた一歩近づきました。

こんな行動がどうもわざとらしく感じられる人もいるかもしれません。「本当にこんなことで自分のことが好きになれるのか？」と抵抗を感じる場合、それこそが、これまで自分にあまりにも無関心だった証拠です。よりいっそう、自分を大切にしなければならないときだという意味です。思い切って、自分が気分良くなれるプレゼントを１つ選び、自分を褒めてあげましょう。

4

自分を愛せない人は、愛する人と喧嘩ばかり

「夫婦喧嘩は刀で水を切るようなものだ」ということわざがあります。〝刀で水を切ってもすぐに元に戻る〟ということから、夫婦喧嘩は仲直りが早く、もめ事も放っておけば時間が解決してくれるという意味です。

大韓民国の離婚率の高さは、このことわざのせいもあるかもしれません。喧嘩するほど仲がいいとか、愛しているから喧嘩するのだという都合のいい考え方には感心できません。

もちろん、自尊感情が高い男女同士も喧嘩はします。しかし、自尊感情を傷つけるようなひどい喧嘩にはならず、仲直りも早いものです。

1年経っても喧嘩が絶えないなら

パートナーとの問題のほとんどは、コミュニケーションのすれ違いからくるものです。違う親のもと、違う環境で暮らしてきた二人が、それぞれのやり方で話をするのですから、それを調整する過程で火花を散らすのは当然です。これを繰り返しながら本物の恋人関係に成長していくのです。

したがって、たいていのカップルは、3~6カ月くらいを乗り越えると、喧嘩も減り、安定してきますが、一方で、この時期までに妥協できないカップルは別れの手順を踏みます。

ところが、カップルのうちのどちらか一方の自尊感情がひどく低い場合、状況は曖昧《あいまい》な方向に流れます。愛することも別れることもできないまま、お互いを責めたり、攻撃したりする関係になるのです。

付き合って1年経っても喧嘩が絶えないなら、お互いの自尊感情をチェックしたほうがいいでしょう。「私たちは喧嘩も絶えないけど仲直りも早い」というカップルもいますが、そんなことを自慢している場合ではありません。激しく喧嘩して仕方なく仲直りしたとしても、私たちの心はその喧嘩の回数分だけダメージを受けているのです。

また、喧嘩に勝ったとしても問題です。打ち負かした相手が愛する人だからです。彼氏を論破した彼女は「彼氏より私のほうが論理的だ」と思うでしょう。しかし、喧嘩に勝った喜びも束の間で、今度は論理的ではない彼氏と一緒に暮らしている自分に満足できなくなります。

また、負けたほうは、より大きなストレスを抱えて自分を責め続けます。一番信頼していた相手から攻撃されたのですから仕方ありません。

カップルはチームです。どんなにいいチームにも葛藤と不和はあります。しかし、仲間割れはもっとも愚かです。お互いに文句をぶつけ合っている間に、チームごと敗北してしまいます。はた目には「自滅したダメなチーム」としか映らないのです。

愛する人と喧嘩してしまう「本当の原因」

自分を愛せない人は、今現在、恋愛中である自分のことも信じられないものです。そもそも、相手と付き合うと決めたこと自体に自信がもてません。だから何度も自問してしまうのです。「私は今の恋人にふさわしいだろうか?」「この人は私にふさわしい人だろうか?」「この人もすぐに去っていくのではないか?」と。

誰かを好きになることは本能的な感情です。しかし、恋愛は違います。感覚ではなく判断です。片思いは感情ですが、恋愛は決定です。したがって、自分の判断を信じられなければ、不安になるしかないのです。

だから自分を愛せない場合、相手から「愛している」と何万回言われても納得できません。「どうしてあなたみたいな人が私を?」「ひょっとして体だけが目当てなの?」と疑ったり、相手を責めたり、色眼鏡で見たりするようになります。

さらに、自分を低く評価していると、相手に多くのことを求めるようにもなります。恋愛に必要以上の欲を出し、「子ども時代に愛されなかった分、これくらいは愛されて当然」「親のように無償の愛を注いでほしい」など、計り知れないことを望むようになります。

こうなると、よりいっそう相手に執着して、喧嘩の火種を自ら撒《ま》くこととなり、余計なエネルギーを消耗してしまうというわけです。

恋人との口論が悲劇に発展しやすい理由

喧嘩と対話の違いは、喧嘩が攻撃を目的としている点にあります。愛する者同士の喧嘩も例外ではありません。

むしろ、他人とする喧嘩以上に危険です。愛するがゆえに他人が知りえない部分まで熟知しているので、その気になれば相手に一生消えないダメージを与えることだって可能です。ほんのわずかな自尊感情でさえ傷つけてしまうのが愛の喧嘩です。

だから、恋人や夫婦間の喧嘩は悲劇に発展しやすいのです。そばにいるからこそ気に障ることも多くなります。

「あなたのそういうところが問題だ。だから会社での立場もその程度なんだ」

「あんな親に育てられたからそんな性格なのね」

このように、歯に衣きせぬ暴言が飛び交うため、愛する者同士の喧嘩は深い傷になりやすいのです。ましてや暴力につながるような場合は言わずもがなです。

愛する人と正しく愛をやり取りできないことは、誰にとっても苦しいものです。人には言えない悩みも生まれます。

愛することで自尊感情が上がるどころか、むしろ自分を責める気持ちが大きくなったような状態です。

悲しみと愛を混同していませんか？

私たちは一様に、〝愛があれば幸せになれる〟と、愛に対して幻想を抱いています。「白雪姫」をはじめ、洋の東西を問わず昔から広く語り継がれてきた物語のように、本物の愛に出会えば、それまでのすべての苦しみが癒されるはずだと信じ込んできました。

自尊感情もよく似ています。多くの人たちは、恋愛が成就すれば傷も癒えて自尊感情を回復できると信じています。過去に不幸だった人であるほど、愛さえあれば傷も癒されて幸せになれると信じているのです。自尊感情を獲得して最初に求めるのが愛であるように、自尊感情が低くなったときに最初に依存するのも愛なのです。

だから、自尊感情が低い人は恋愛を簡単に終わらせることができません。それが自分の求める愛ではなかったとしてもです。どんなに傷つけられ、うつ病を患うほどに苦しんでも、別れようという考えは選択肢にありません。たまに言ってもらえる「愛している」という言葉や根拠のない感覚にしがみついて、弱々しい愛を必死でつなぎとめるのです。

「この人以外、私を愛してくれる人などいない」「相手も別れを望んでいないはず」というような思いが、こんな争い続きの愛であっても絶対に終わらせまいと、強力なバリケードを築かせます。

私がカウンセリングをしていて驚いたことの1つが、実に多くの人々が、悲しみと愛を混同しているという事実です。腹が立ち、涙が出て、不安でゆううつで、悲しみに胸が張り裂けそうな経験を、すべて愛によるものだと思い込んでいます。

しかし、それはただの苦しみです。あまりに苦しすぎる愛というのは、それはもう愛ではありません。別れが幸せへの近道であることも少なくありません。「別れ」については次項でも詳しく説明していきます。

自尊感情を高めるために
今日すべきこと

愛する人と“もっと愛し合えるように”と祈る

今、愛している相手と一生の愛を貫く必要はありません。いち早く別れてしまったほうがいい場合もあります。

もちろん、無理に別れを急ぐ必要もありません。相手を試したり苦しめたりせず、好きならもっと愛せるように祈るべきです。

愛はとても複雑な感情であるため混乱するときがあります。疑ったり束縛することを愛だと勘違いしたりもします。そんなときでも重要なのは、好きな人を思い切り愛したいと望むことです。毎日、寝る前に「この人のことをもっと愛させてください」と祈るようにしましょう。

5

自分を愛せない人は、悪い関係を引きずる

別れを異常なまでに恐れる人たちがいます。もう顔も見たくないのに、別れることを恐れて関係を断ち切れない人です。中には、暴力を振るわれ、少なくない額のお金を貸していても、相手が去ってしまうのが怖くて何も言えない人もいます。

見かねたまわりから別れたほうがいいと忠告され、自分でもいつかは破局するとわかっていながらも決心がつかず、幸せになれない愛をだらだらと続けてしまうのです。

「恋人と別れられない人」の典型的パターンとは？

私のブログに「別れのクリニック」と名付けたページがあります。これを読んで私のクリニックを訪ねてくる方も少なくありません。主に別れてからも長く引きずって苦し

んでいたり、この先の別れを過度に恐れていたりする人たちです。

「別れを引きずる人」は、大きく分けて2つのタイプに分けられます。

1つは、別れた恋人をやたらと理想化（idealization）している場合です。「あの人は運命的な相手だった」と別れた相手をやたらと美化します。別れたショックから、理性的な判断ができていない状態です。

もう1つは、悲劇のヒロイン症候群に陥っている人です。こういうタイプの人たちは、別れの悲しみと嘆きの中にどっぷり浸っていて抜け出せません。〝かわいそうな私〟に浸るのです。自らをかわいそうな存在として認識し、自分を慰めてもらえる生活の中に閉じこもってしまいます。

一方の「この先の別れを怖がる人」は、別れを「マイナス」だと決めつけています。別れは人生の終わりだと思っているのです。だから、何がつらいのかを実感するより先に、「もし別れたら、この先どうすればいいのだろう」と悲観してしまいます。

彼らが心に抱いている感情は、たいていが〝さみしさ〟です。一人でいることがさみしくて耐えられず、一人では決して幸せになれないと信じています。自分のことを〝弱くてもろく、一人では何もできない存在〟だと決めつけているのです。「あの人がいてくれなきゃダメ」「あの人は私を愛してくれる唯一の人間だ」「あの人ほど私のことを愛してくれる人はいない」と、関係をつなごうとします。

別れへの恐怖を生み出す「過去のトラウマ」

別れに対する恐れは、心の傷とも関係しています。

たとえば、一人で残されたトラウマがあるケースです。特に6歳から9歳の頃に一人で家に残された経験がある人に多く見受けられます。

このとき、恐怖や不快な出来事を経験すると〝一人でいること〟がそのまま嫌な経験として記憶されがちです。一人でいて危険な目にあった場合（性暴力、わいせつ電話などにさらされたケースが意外に多い）は、なおさら心に大きな傷を残したままになります。

「どうしてあのとき、私を一人にしたの？」という恨めしい気持ち、放置され、保護されなかった記憶が強く残っていて、再びあのような存在になってしまうのではないかと恐れるのです。

子どもが一人で家に残されて恐怖に震えていたとしても、それに対して大人が「一人でいたのかい？　勇気があるね。すごいね」と褒めてあげたのなら少しはましです。不安でも、それだけ勇気を得る機会になったからです。また、適切な共感を得られていれば、傷が残るまでに至らないケースもあります。

なお、からかいやいじめ、仲間外れにされた経験などもトラウマになります。再びそんなことがあれば、また無視されるのではないかと恐れるのです。

別れが怖いのは〝ふつう〟

そもそも、別れは簡単なことではありません。長年の愛用品が1つなくなっただけでも不安なのに、それが人であればなおさらです。

別れられずに苦しい人たちや、別れの痛みを引きずって苦しい人たちに言いたいことは、次の一点に尽きます。

別れとは、誰にとってもつらいということです。

もし今、あなたが別れで苦しんでいるのなら、それは全人類が経験している苦しみです。そしてそれを、人それぞれが乗り越えているのです。その方法が人によって違うだけです。

だから自分の別れに対する反応に、もう少し寛大になってほしいと思います。何日も泣き続ける人もいれば、大丈夫なふりをして笑う人もいます。怒る人もいれば、無口になる人もいます。そのどの方法にも間違いはありません。

意外と大きい「別れのメリット」

また、別れを悪いものだと決めつける必要はありません。世の中には絶対的な善がないように、絶対的な悪もまたないのです。

たとえば、別れた後はさみしくなりますが、一方で自由にもなれます。私はうつ病を患っている30代の母親のカウンセリングをしながら、この別れのメリットに気づきました。彼女たちの悩みはだいたい似通っています。「一人の時間が欲しい」と訴えてくるのです。母親たちは子どもを妊娠した瞬間から自由が奪われます。食べ物、飲み物に気を配るだけでなく、睡眠や細かな行動に至るまで、赤ちゃんの健康状態を第一に考えなければなりません。そのうえ、育児に追われているときは、自分の生理現象でさえ我慢を強いられます。

ワーキングマザーも専業主婦も、自由がないのは同じです。一人でゆっくり休み、心置きなく眠ることもままならないため、心から自由が欲しいと思うのは当然でしょう。さみしいくらいに一人になりたいのです。「誰もいない公園を思い切り駆け回りたい」と涙を流すのです。

つまり、一人になったということは、自由を享受する機会ができたと考えればいいのです。愛する人と一緒でも楽しいでしょうが、それには制約もありますね。施《ほどこ》してもらった分だけ、相手にも施し返し、尊重しなければなりません。一人になれてようやく、思い切り自分を尊重できるのです。相手の同意も必要なく、ときにはカチンと来ていた相手の口出しや干渉もありません。

私は、愛する人と別れた人たちには旅行をすすめています。一人旅は若干さみしそうにも見えますが、出掛けてみると違った満足感があります。

自分の好きな時間に、好きな交通手段で、旅程だって気の向くままです。到着した目的地が少し期待外れだったとしても問題ありません。その自由を一度感じてみると、「一人も意外にさっぱりして気持ちがいいなあ」と言いたくなるでしょう。

豪華でなくても、日帰り旅行でもいいでしょう。過去に行ったことがある場所にもう一度赴くのでもかまいません。

私の場合は、慣れ親しんだソウルの街をとにかくぶらぶらしました。朝、地下鉄に乗って「私は外国人だ、今、ソウルに到着した」と仮定してみるのです。実に楽しい一日でした。自由になれたからこそできたことだと思いました。

自尊感情を高めるために
今日すべきこと

悪習慣を断ち切る計画を立てる

別れは“孤独力”を育てる訓練のチャンスです。今、どんなに幸せでも、いつかは悲しい別れがやってくるものです。そのときに襲い掛かる心理的ダメージを最小限に抑えるためには練習が必要になります（だからといって、問題のない恋人や家族と別れる必要はありません！）。

ここでは、これまで体に染みついた悪習慣や悪い癖と別れる練習をしてみましょう。たとえば、朝寝坊、夜食などの習慣、酒やタバコに依存する習慣などです。

悪い習慣は中毒になりかねません。英語の“addict”（中毒者）は、「奴隷として縛り付ける」という意味の古代ローマ時代の単語“addictus”から派生したものです。それだけ悪習慣というのは、私たちを縛り付けます。ここから解放されれば自由が約束されます。

さあ、どんな悪習慣から解放されたいかを書き出してみましょう。そして、それと別れるとどんな良いことがあるかも書き記しておきましょう。

**・「手放したい悪習慣」と
「手放したときのメリット」を書こう**

・夜食の習慣をやめたい。健康になれそうだから。

・スマートフォン依存をやめたい。疲労感も消えて余裕が生まれそうだから。

・自分を責める癖をやめたい。堂々となれそうだから。

・運転中に追い越しをする癖をやめたい。事故に遭う確率が下がるはずだから。

・我慢し続けて結局キレる癖を手放したい。自分を責めて後悔するのは嫌だから。

・別れた恋人に夜中に電話する癖をやめたい。恥ずかしい思いをしなくてすみそうだから。

6

自分を愛せない人は、「嫌われたくない」に執着する

やけに明るくてフレンドリーな人に出会うことがあります。どこに行っても注目の的で、誰もが友達になりたくなるような人です。初対面から親しげに接し、ときにはこちらに気があるかのような親密さで魅力をアピールしてくることもあります。そんな態度をとられたら、こちらも相手と一気に親しくなれたように錯覚します。

しかし、後から振り返ってみると、彼らがどういう人なのかまったくつかめていないことも少なくありません。そういうタイプの人は、本当に親しくなれた感覚を相手にもってもらえないことが多いのです。

良い面だけ見せていれば人間関係は結びやすくなります。しかし、本当に親しい関係とは、悪い面も認めてこそ成り立つものなのです。

問題は「愛されたい」に執着すること

自分を良く見せようとする人に限らず、多くの人が「愛されたい」と願っています。一人で気ままに生きることも幸せですが、人間はあくまでも社会的な動物だからです。他人から価値を認められ、必要とされることは自尊感情の第一要素でもあります。自分自身を「愛すべき存在」として認めるために、誰もが最初に思い浮かべる手段は人から愛されることなのです。

愛されたいという気持ちそのものは何ら問題ではありません。問題は、あまりにそれを重要視しすぎてしまい、執着することです。

つまり、「愛されたい」ではなく、「愛されなかったらどうしよう?」「嫌われたくない」という不安をもつことが問題なのです。『嫌われる勇気』という本が各国でベストセラーになった背景には、現代人の心の中にそのような恐れが少なからず存在していたからではないでしょうか。

たとえば、自分の子どもが誰からも愛される存在であってほしいという気持ちが強すぎると、「もし誰かにいじめられたらどうしよう?」「何かあったら必ず報告しなさい」と、子どもの周囲への攻撃につながることもあります。

また、親が体面を気にしすぎる場合も、「誰かに嫌われでもしたら終わり」という思いを子どもに植え付けてしまいます。愛情に対する執着が恐れを生み出してしまうのです。

「××になりたくない」と考える人は自尊感情が下がる

この親子の例のように、嫌われたくないなどと〝絶対に避けたい方向〟を定めて、そこに行かないように努力する場合、問題が複雑化します。

たとえば、〝勉強ができない人〟になりたくないと考える人の場合、「勉強ができない人は認められない存在」だと信じています。このとき、〝勉強ができる人〟を目指す場合とは違う結果が生じるのです。

勉強ができる人を目標に据えた場合は、勉強ができる人の行動パターンに目が行きます。勉強ができる人はどのように行動し、どのようにスランプを克服しているのかに着目します。

反対に〝勉強ができない人〟に関心が集中している場合は、勉強ができない人の特徴に詳しくなります。そして、どんな結末になるのかも知り、恐怖を覚えるのです。

そのため、少し成績が落ちただけでも不出来な自分の姿に焦ります。普段から否定していた勉強ができない人と自分が同類だと感じ、〝成績が落ちた人間＝自分＝認められない存在〟という等式を成立させてしまいます。

では、「愛されたい」ではなく「嫌われたくない」と考える場合はどうでしょうか。嫌われたくないと恐れているとき、脳は嫌われている状況をイメージします。友達から仲間外れにされている状況や陰口をたたかれて孤独に苦しむ状況などです。だから愛されようと努力します。いつも明るく笑みを浮かべ、他人から好感をもたれそうな外見や行動を選びます。

しかし、試練は訪れます。どんなに人気者でも万人に好かれるわけではないからです。こんなとき、否定型の目標を立てる人たちは、自分が愛されないのはなぜかと、自分の問題点にだけ集中します。自分のダメな行動や性格を思い浮かべ、やがて「私なんて失望されて当然だ」「このままだと私は認めてもらえないだろう」という思いが頭をもたげるのです。

結局、自分だけひどく問題があり、愛されない人生を生きているという考えに至ります。こうした自尊感情の欠如は、人間関係の崩壊を招きます。

万人に愛されたくても、それは難しいものです。愛されたくても断られたり、褒められたくても失望されたりすることは誰にでもあります。

あなたが人から愛されないと感じていたとしても、それはあなたに問題があるわけではありません。その原因を自分にだけ探そうとするから、愛や人間関係に振り回されるのです。

自尊感情を高めるために
今日すべきこと

自分自身に謝る

今夜、鏡の前で、鏡の中の自分に謝ってみましょう。「ごめんね、変なプライドであなたのことを嫌いになって」「ごめんね、つらかっただろう。堂々とできなくて本当にごめん」などと声に出して言ってみましょう。

これまで私たちは、自分に満足できないあまり、ありのままの自分を受け入れられずにいました。自分の外見を愛せず、性格に不満を抱き、置かれた境遇を悲観し、今の現実を恥じて、夢を隠してきました。

これらはすべて、自分自身に対して申し訳ないことです。だからまずは謝罪から始めてみましょう。それが自尊感情の低い過去の自分と、そこから脱却しようと努力を始めた今の自分との違いです。この積み重ねで、私たちは少しずつ変わり始めます。

老婆心から補足しておくと、謝るときには言い訳を付けないようにしましょう。「こんなに急き立てるのは、お前に成功してほしいからなんだ」といった言葉は使わないようにしてください。自分自身にひどいことをしたのなら、その点に対してだけ心から謝罪しましょう。

第２章を終えて

愛のせいでも、自分のせいでもない

もしあなたが自尊感情の低い人なら、十中八九、愛の問題に振り回されていることでしょう。

相手に対してわけもなく疑念が湧く、幸せな時間より喧嘩している時間のほうが長い、自分への関心が薄いと相手に腹を立てている、自分に比べて相手の愛情が希薄に感じられてさみしい。そんな状況ではないでしょうか。またはそんな自分が嫌いで、ひどく自分を責めながら過ごしているかもしれません。

だからといって、自尊感情が完全に満たされるまで誰かを愛してはいけないわけではありません。

私たちが愛に幻想を抱いてすがろうとするのは、それだけ愛の力が大きいからです。愛とは、自尊感情にダメージを与えもしますが、それだけ癒しを与えてくれもするのです。

また、今のつらさがすべて愛のせいだと片付けないようにしてください。

あなたがつらい理由は、自尊感情以外の問題の場合もあります。体力が著しく低下しているとか、お金がなくてつらい場合もあります。

自尊感情が低いからといって、あまりに落ち込む必要もありません。「へえ、そうなんだ。自分は自尊感情が低かったから、今まで苦しんできたんだな」くらいの気づきがあれば、第2章のまとめとしては十分です。まだ、語るべき話はたくさん残っています。本格的な始まりはこれからです。

第 3 章

人間関係は自尊感情が9割

1 「承認欲求」が自尊感情を下げる

自尊感情とは文字通り、自らをいかに尊重し、価値ある存在として認めるかという意味です。

自尊感情の重要性が注目されている昨今、育児書でも子どもを褒めることの大切さが強調され、子どもに愛していることを伝える具体策に多くのページが割かれるようになりました。

そのおかげか、最近の子どもたちの自尊感情は、中高年層と比べると随分と高く感じます。自分が大切な存在であり、生まれてきたこと自体が祝福されるべきだという事実を幼い頃から認識しているのでしょう。

一方、成人している大人の大多数がそのような言葉を掛けてもらえないまま育ちました。「あなたは大切な存在よ」という言葉はおろか、事あるごとにきつく叱られ、反省しなさいと家の外につまみ出されたような人も多いと思います。当時は、はっきりと指摘し、恥ずかしい思いをさせて服従させる育児法が一般的でしたし、誰もがそのような環境で育ってきたからそれも仕方ありません。

しかしそのせいか、私たちは自分の価値を忘れて過ごしています。「誰もが認められ、愛される存在である」と知っていながらも、「あなたは価値ある人間ですか？」と問われると、堂々と「そうです」と答えられないのです。まわりの人から役に立つ存在だと認められたり、愛されたりしない限り、価値のない人間だと思い込んでいます。

しかし、大切なことがあります。自分の価値とは、必ずしも他人に認められなければならないものではありません。

他者の評価に依存するから問題が起きる

他者の評価（承認欲求）に依存してしまうと、自尊感情の問題を抱えがちになります。

たとえば、私のクリニックにカウンセリングに訪れた結婚生活に満足できない男性のほとんどが、承認欲求によって自尊感情が低下していました。自分は頼りがいのある存在だと認められたいのに、妻に軽視されていると訴えるのです。

男性の多くは、事あるごとに解決策を提示しようとします。職場の問題や嫁姑の問題などで悩む妻に対し、決定的なひと言で解決して自分を認めてもらおうとするのです。

しかし、その答えに対する妻の反応はいつもパッとしません。

そのたびに、夫の自尊感情は傷つきます。彼らが望んでいるのはただ1つ、妻に自分を頼りがいのある存在だと認めてほしいのです。これが夫の自尊感情です。

一方で、妻の自尊感情は〝共感〟にゆだねられています。自分の感情が夫の共感を得られていると感じると妻の満足度は高まるのです。だから、夫からひと言で答えを提示されても満足できません。

成熟した夫婦なら、配偶者の自尊感情を守ることが、すなわち自らの自尊感情を守ることだとよく理解しています。同じ舟に乗り合わせた運命共同体ですから、相手の死は自らの死を意味するようなものです。彼らは、お互いに相手の自尊感情を損なわないよう努力しています。

「認められたいから頑張る」は諸刃の剣

私自身、他者の評価に依存して苦しんだ経験が何度もあります。たとえば、私が初めて学会で講演したときの話です。

私は、講壇に上がる前から大きな不安にとらわれていました。学会は私よりも経験豊富な人たちばかりで、そんな彼らが私の話に満足できるのかと不安でいっぱいだったのです。

そのプレッシャーをはねのけるため、準備を徹底しました。しかし、用意した資料は陳腐に見え、自分の翻訳が正しいのかという疑心も生まれてきました。プレッシャーは薄れるどころか日を追うごとにいっそう重たくなり、ストレスに負けそうで、一時はこの機会を誰かに譲ってしまおうかと考えたほどです。

あのときの私は、聴衆をがっかりさせないか心配していたようでいて、実際は単に自分が認められなかったらどうしようと心配していたに過ぎませんでした。

もちろん、「誰かに認められたい」という欲求が、エネルギーを引き出すこともあります。「大学に入らないと認められない」という思いから勉強を頑張るようなケースです。

しかし、「他人に認められたいから頑張る」という方法は中毒性が高く、一定の限度を超えると、そのエネルギーが大きな不安と負担にも変化します。また、学生時代までは通用しますが、社会に出れば通用しません。自分の能力を他人に認めてもらうには限界があるからです。認めてもらうべき人数も格段と多くなりますし、特定の誰かに認めてもらおうとすると政治的だと陰口をたたかれもします。

また、社会生活にはこれといったわかりやすいガイドラインがありません。いつ、どこまで、どうすれば認めてもらえるといった指標も通知表もありません。

さらに、私たちはさまざまなコミュニティに属しています。それらすべての場面で自分の価値を認めてもらうのは難しいことです。たとえば、職場で認めてもらおうと執着すると家庭生活がおろそかになり、配偶者にばかり認めてもらおうと執着すると親との関係がぎくしゃくしたりするようにです。

評価ではなく、過程に集中しなさい

では、どうすればいいのでしょうか?

答えは〝過程〟にあります。過程に集中すればいいのです。

他人からの評価は未来のことであり、過程は現在のことです。

〝過程に集中する〟とは、平たく言えば〝今日のことにだけフォーカスする〟ということです。

たとえば、就職したいのならば、就職するために〝今日できること〟だけを考えるべきです。良い大学に行きたくて必死に勉強していたときのように、今日は英語、今日は数学などと、今日すべきことに集中するのです。評価は私たちがどうこうできる領域のものではなく、また、現在の領域でもありません。

過程を大切にする人たちは、〝今、この瞬間の自分〟に集中しています。一日、一日で最善を尽くすため、「試合には負けたけど、全力を出し尽くしたので悔いはない」と思えるように、結果が芳しくなくても大きく挫折したりしません。つまり、他人からの評価ではなく自分の評価に集中しているとも言えるでしょう。これが自尊感情も高めてくれるのです。

もう一度、私の仕事の話に戻りますが、最近では、講演や本を執筆するときには、そのことで「自分が誰かに認めてもらおう」とすることよりも、その時々の力試しや、娘たちの役に立つようにと考えて取り組んでいます。そうしたところ、以前とは比べ物にならないくらい自分のすべきことに集中できるようになりました。

自尊感情を高めるために
今日すべきこと

この本を読んでいる理由を書く

ここまで読み進めた読者の中には、そろそろ本を閉じてしまいたいと思っている人もいることでしょう。

しかし、あなたが自尊感情を高めたくてこの本を手に取ったのもまた紛れもない事実です。せっかくここまで読み進めたのなら、この本を通してどう変わるかを具体的に考えてみてください。

現実的で、自分に実利のある目標を定めておくと、成功する確率も高くなります。たとえば「なぜ勉強する必要があるのか？」という問いに、「親に怒られたくないから」「大学くらい行ったほうがいいから」と答える学生よりも、「〇〇を学ぶにはこの大学に行くのが一番だから」「一流大学に入れたほうが高額な家庭教師のバイトもできるし、就職にも有利だから」と具体的に答えられる学生のほうがより合格しやすいのです。

あなたもこの本を活用して、自分が叶えたい変化について書き出してみましょう。それは、具体的で現実的なもののほうが望ましいです。自分を好きになりたいのであれば、そうなった後に何をしたいのかまで考えてみる。自分を好きになって恋愛に向き合うのか、別れを受け止めるのかなど、具体的に書いてみましょう。数に制限はありません。

2

「職場」や「仕事」に悩んだら考えたいこと

私は、今の仕事に満足しています。子どもの頃からなりたかった職業でしたし、ときに一目置かれることもあるからです。

もちろん私も平凡な人間です。仕事を辞めようと思ったことはあります。同僚は申し分なくても、勤務先の病院が不渡りを出したこともあれば、給料はそこそこ良くても他の面で悩まされたときもありました。

それでも私が耐えられたのは、職場と仕事は別物だと知っていたからだと思います。職場は気に入らなくても、仕事自体は好きなこともあります。また、仕事と夢も別物です。私の仕事は医師ですが、作家になるという夢も捨てていません。

何が言いたいのかというと、仕事の価値がわからなくなったときは、職場、仕事、夢をそれぞれ分けて考えなさいということです。そうでないと、この3つすべてに満足できていないのだと錯覚しかねません。

誰もが「今の仕事」で悩んでいる

私たちは今、非常に生きづらい世の中に生きています。一生懸命頑張っても就職が困難な世の中、給料を必死に貯金しても老後の不安がつきない世の中です。私は誰なのか、正しい道に進めているのか、いったいこの仕事は本当にすべき仕事なのか、疑問は次から次へと湧いてきます。

大学卒業間近の青年から中高年に至るまで、多くの人が進路の悩みを抱えています。その昔は18歳になれば大体の人が将来の仕事を決めていました。医大生は医師になり、大学生は企業に比較的スムーズに就職し、それぞれの人生を生きることができました。

しかし、今はその図式も崩れたうえ、専門職と非専門職の区分もありません。同じ職場に正社員と契約社員がいて、その業務もたいして変わりありません。自分が任されている仕事は誰でも交替がきき、仕事への満足感もよくわからず、誰と比べたらいいのか、どこで満足すればいいのかもわからなくなっています。

すると当然、自分の進路に疑問を抱くようになります。

この道が本当に自分が望んでいた道なのだろうか？

ここでの仕事にいったいどんな意味があるのだろうか？

こうした悩みは、昔は中年を過ぎた頃に感じていたものですが、近頃はその年齢が大きく下がりました。「充分に頑張っているじゃないか」という慰めも虚しいものになっています。

自尊感情が傷つきやすい職業

このような状況は、あなた個人のせいではなく、社会的環境や制度によるものも多くあります。それを自分のせいにして、ストレスをため込んでいる人が多いのが現状です。

ここに、特に自尊感情が傷つきやすい職業を挙げておきましょう。

●契約社員、非正規職

契約という肩書が良い意味で使われているケースはほとんど見かけません。本人が期限付き契約を望んでいる場合を除けば、正社員ではない彼らが感じる不安とストレスは想像以上です。

たとえば、何かしらの仕事を与えられても、これは契約社員だから請け負うことになったのだろうかと悩んでしまいます。ましてや正社員と同じ仕事内容だった場合、受け取る金額や待遇面での差を思うと、みじめでストレスを感じます。いくら心が強い人でも、どこかで自分への憤りを感じるしかない環境だと言えるでしょう。

●ワーキングマザー

働く母親たちのほとんどが傷ついています。特に、小さい子どもを預けて出勤している母親たちは、仕事に集中できずに苦労し、仕事に集中できても子どものことを少しでも忘れていた自分を責める気持ちが生まれます。

しかもほとんどの母親たちは、帰宅後に家事もこなしています。心身ともに疲弊して、自身と境遇に価値を見出せなくなってしまいます。

●専業主婦

世間では、「専業主婦の役割は、賃金を稼ぐ夫の役割と等しく重要だ」と言われているとはいえ、依然として専業主婦への偏見はなくなりません。

また、本人も自らに疑問をもちます。特に、仕事を辞めて専業主婦になった場合は「自分はこんなことがしたくて大学を卒業し、必死に働いてきたのだろうか?」などとより悩む傾向にあります。会社では、頑張れば評価されて給料という対価もありましたが、主婦の労働にはこうした見返りがないことも関係します。

●感情労働者

感情労働者とは、営業職や客室乗務員に代表されるサービス業などがそれにあたります。彼らの大多数は清潔でパリッとした服を着て、常に笑顔でいることを強いられています。にこやかな外見の裏側には、大変なストレスを抱えています。

●専門職の人

一般的にエリートと見られる専門職に従事する彼らも、大きなストレスを抱えています。医師や弁護士、会計士などの士業の多くは激務に追われ、定年もありません。また、他の仕事の経験が少ない人も多く、今の仕事の何が良くて、これからどうしたいかわからないまま働いている人もよく見かけます。働けるうちに働いてお金を稼げれば幸せだと割り切っている人も少なくありません。

「職場」「仕事」「夢」を分けて考えなさい

このように、多くの人は仕事による悩みを抱え、自尊感情を下げてしまっています。ただし、たいていの人は業務そのものより、職場の状況によって自尊感情が左右されています。先ほど紹介した「自尊感情が傷つけられる職種」の人たちにとっては、いっそう職場の状況が重要です。

このとき絶対に忘れてはならないのが、職場とは〝ロマン〟ではなく〝現実〟だということです。

私の患者たちを見ていても、職場に幻想を抱いている人が非常に多く見受けられます。彼らが思い描いている職場とは、夢を実現できる場所、自分のエゴを満足させる場所、美しい人間ドラマがある場所という幻想的なものです。断言しますが、それはドラマか広告コピーの世界です。

少しきつい言い方になりますが、職場というのは私たちを利用して苦しめ、苛立たせるところです。社員を効率良く稼働させて、その対価として給料を与えて丸くおさめているようなものです。だから、どうか職場で自尊感情をすり減らさないでください。

私がみなさんに強調しておきたいのは、職場、仕事、夢は明確に分けて考えてくださいということです。私のように、仕事には満足していても、職場に不満がある場合もあります。逆に、仕事は満足とは言い切れないけれど、職場には満足しているという場合もあるでしょう。

職場が人生のすべてではありません。職場が気に入らないからといって、自分の人生まで不満だらけにしてしまってはいけません。

24時間すべてを大切にしてください。仕事後の時間も大切な人生であり、休日も大事なあなたの時間です。仕事中に受けたストレスだけでなく、やり残した仕事まで家に持ち帰り、家で悩む必要があるのでしょうか。

私たちはつい職場に多くの意味を付与しがちですが、たまにはそこから離れて頭を完全にからっぽにする時間も必要です。

自尊感情を高めるために
今日すべきこと

終業時間が過ぎたら会社のことを考えない

職場とは私たちのエネルギーを奪うところです。そして給料とは、私たちが職場に預けている時間をお金に換算したものです。勤務時間が長引くほど、仕事が厳しいほど、多くのエネルギーを奪われてしまいます。

そんなとき、自分を守る最善策があります。会社を出た瞬間から、職場に関する思考のスイッチをオフにすることです。

退勤して翌日出勤する直前まで、すべてのことを手放しましょう。終業後に業務に関する電話が掛かってくるようなときは仕方ないので、その瞬間だけは再びスイッチを入れ、用事が終わったら即座にスイッチを切ってください。

帰宅しても仕事から自由になれず、会社を辞めたいと考えているなら、まずはいさぎよく、仕事について考えるのを勤務時間内だけにしてみましょう。給料には仕事について悩む分まで含まれています。オフの時間まで悩むのはサービス残業をして疲弊しているようなものです。

3

誰にも必要とされない人なんていない

宝くじの高額当選者やカジノで大金を手に入れた人の中には、うつ病にかかる人が少なくないという調査結果があります。大金を手にしたという事実は喜ばしいことですが、その幸せが自尊感情を高めることはなく、むしろ自尊感情を低下させることのほうが多いというのです。いったいなぜでしょうか？

その理由は、自尊感情を評価する基準の中に「自分がどれだけ社会から必要とされているか」という項目が含まれているからです。大金を手にして仕事をやめたりすれば、その感覚をもてなくなってしまうのでしょう。

自尊感情の維持には、「自分が必要とされている」という感覚が必要不可欠です。家庭という小さな社会から、地域、国家、ひいては世界まで、どんなコミュニティであってもそう感じられることが大切になります。成長期に親から褒められたくてたまらないとか、選挙で投票しただけでも満足感が得られるのは、そういった理由からです。

人は必要とされないと不安になる

私の大学時代は、団体生活そのものでした。大講義室での聴講、クラス単位での実習や実験の連続で、学校にいる間は同期や先輩後輩、教授たちに囲まれて一人の時間は皆無。その反動か、長期の休みには必ず一人旅に出ました。ターミナルから最終バスに飛び乗り、できるだけ遠い地を目指しました。

知らない都市は解放感に溢れていました。行き交う人すべてが生まれて初めて出会う人たちでしたから、特に気を使う必要もありません。そうやって気ままに数日を過ごすと、不思議と心に余裕を取り戻せました。

そんないつもの一人旅で数日が過ぎた日のことです。急に自分の好きな人たちの顔が思い浮かびました。さらに、私のことを妬ましがる人、憎んでいる人、利用していた人の顔までもが浮かんできました。一人旅のさみしさが募るごとに彼らへの反感も少しずつ薄れていったのです。

とても不思議な体験でした。あれほど一人になりたかったのに、人恋しくなったのでしょうか。私はすぐにソウルに戻るバスに飛び乗りました。

今考えてみると、一人旅を切り上げたくなった本当の理由は、人恋しさのためではありません。それは〝焦り〟、つまり「私がいなくても世の中はいつも通り動いている」ことへの焦りでした。旅行が長引くほど自由にはなれましたが、それと同じくらい不安にもなりました。ときには、私のことなどお構いなしに回り続ける世界に、虚しさを覚えもしました。

あのとき感じた焦りは、大学を卒業し、学者、精神科医として生きてきたなかで、だんだんと薄れていきました。きっと私のことを求める人が増えたことによる安堵感によるものだと思います。

このように、社会生活とは「自分が必要な存在として認められたい」という承認欲求が前提となっています。つまり裏を返せば、社会から拒絶されたり、関心をもたれないような状況が続くと、不安が大きくなることを意味しています。だから、就職活動で惨敗して自尊感情が揺らぐのは当然です。私たちは、社会的な活動・役割と自尊感情を結び付けているのです。

なお、家族も社会の1つです。「両親は私のために望まない結婚をしたのだろうか?」

「私なんか生まれてこなければよかったのに」と、自分は家族には必要のない存在だと思ってしまったら、自尊感情を守ることは難しくなります。

家庭に居場所がない夫が、不倫に走る心理

結婚生活も同じです。自分は家族や配偶者にとって必要のない存在だと考えると、自尊感情が揺らぎます。会社では頼りにされているのに、家ではまったく認められていないといったケースです。

こんなとき、会社に自分を応援してくれる異性がいたらどうでしょうか？　「課長はこんな不利な状況でもしっかり結果を出せてすごいです！」「いつも尊敬しています。いろいろ教えてください」なんて言ってもらえたら、誰でも気分が良くなり、安心できるでしょう。存在価値を認めてもらえ、自尊感情も満たされるからです。

会社での特別に親密な異性を〝オフィスワイフ〟や〝オフィスハズバンド〟といいますが、そんな存在がいる人たちは口をそろえてこう言います。「配偶者に認めてもらえない自分のことを、あの人は認めてくれる」と。配偶者からワーカホリックだと愛想をつかされているとき、自分のエゴを持ち上げてくれるのです。

実際、浮気している人たちと対話すると、おしなべて自尊感情が低いです。浮気心が抑えきれないとか、性欲に負けたという理由ではなく、ただ誰かに認められたいという本能が、本人も気づかないうちにその一線を越えさせてしまいます。身内に認めてもらえない自分の価値を、家の外で見つけてもらえたからです。

だからといって、不倫に賛成しているわけではありません。どんな理由であれ、不倫は認められません。不倫を通じて自尊感情を回復しようとすること自体、悲しい話です。

自分のアイデンティティは1つではない

自分の社会的価値をきちんと把握している人は、自分のアイデンティティを1つだけに決めつけたりしません。私たちはみな、誰かの子どもですが、決して親のためだけに生きているわけではありません。誰かの子どもであり、親であり、配偶者であり、友人であり、サークルの会員であり、マンションの住民であったりするのです。

このあらゆるアイデンティティの中で、あるときは自尊感情が低く、あるときは自尊感情が高くあります。たとえば、会社では平凡な平社員だけど、サークルでは頼れるリーダーであるようなケースです。どのみち、すべての役割で満足できるわけではないということです。ある1つのアイデンティティで少し落ち込んだからといって、自分を価値のない人間だと決めつけてはいけないのです。

会社員の場合、自分が会社で認められないからと自分を安売りしてはいけません。また、家族や恋人から認められないからといって、会社員である自分まで採点しないようにしてください。

自分の役割の1つ、2つがうまくいっていなくても、恋人として、友人として、親として、市民としての自分の存在は残っています。1カ所がこじれたとしても、人生全体の問題のように拡大解釈してはいけません。

自尊感情を高めるために
今日すべきこと

自分のアイデンティティを考える

人は、生まれてすぐに家族の一員となります。そして成長とともに、学校の一員、クラブの一員、職場の一員というように自分のアイデンティティの領域も拡大していきます。

今、自分が属している範囲を整理してみましょう。そして、そこでの自分の役割を考え、どんな努力をすればいいのかを考えてみてください。

・自分のアイデンティティとそこですべき努力

・家族の一員：積極的に会話をする

・マンションの入居者：ゴミ捨て場の掃除をする

・会社の一員：実績を上げる、遅刻しない

・宗教団体の一員：信仰に即した生活をする

・女子会の一員：スケジュールを調整する

・市民：選挙に参加する

4

「自分で決める」と自尊感情が高まる

迷わずに選択できると自尊感情は高まります。反対に、自尊感情が低いと自分のことが信じられないため、小さな選択にさえ迷いが生じます。

だから、悩み事が生じるたびに誰かに相談するようになります。相手の答えがどうであれ、ひとまずは不安が和らぎ、悩みも解決したような気になるからです。

自尊感情が高い人には、悩んだときに必ず救いの手を差し伸べてくれる友人がいます。それは自分自身です。自分の選択を信じられれば、人生は実に楽になります。事あるごとに誰かをたずねる手間も、弱みを握られるかもと心配する必要もありません。自分に問いかければ、「大丈夫、それでOKだよ」と背中を押してもらえるのです。どんな相談相手よりいいと思いませんか？

「自分で決められる人」が無意識にやっていること

子どもから大人になる道のりは、大小さまざまな「選択」と「決定」の繰り返しです。親が決めてくれていた時期を過ぎると、学校、専攻、恋愛、結婚、独立など、さまざまな決定の瞬間があり、誰しもその中で人生を学んでいきます。

経験の浅い子どもは、こんなとき似たような状況の仲間の決定を探ります。他人の真似をすれば、中間くらいには行けるだろうという安心感があるからです。

しかし、中には人真似で解決できない問題もあります。そんなとき、賢い相談相手なら「最終的には自分が決めたことが一番だ」とアドバイスしてくれるでしょう。人生のさまざまな選択事項を自分で決断できることほど、賢明なことはありません。

では、後悔しない意思決定を下すにはどうすればいいでしょうか？　それには3つのポイントがあります。

まずは〝適切なタイミング〟です。どんなに正しい決定でも決めるまでに時間がかかりすぎると意味が薄れたり、無駄になったりします。優柔不断な人たちがもっとも陥りやすい失敗です。間違いのない選択、後悔のない選択をしようと、ずるずるとタイミングを逃してしまいます。意思決定に迷いのない人は、いつまでに決めるべき問題なのか、そのタイミングをよくわかっています。

2つ目のポイントは、〝自分が決定できる範囲〟です。私たちは他人の決定を代行できません。また、未来を決めることもできません。

たとえば、私にこんなメールを送ってきた高校生がいました。「私はどの医大に行けばいいでしょう？ 叔父はA大学よりB大学がいいというのですが本当ですか？」。この生徒は、毎日A大学とB大学のどちらに行くべきかを必死に悩んでいるといいます。しかし、彼が今決められるのは今日勉強するかしないか、どこまで勉強するかということだけです。

3つ目のポイントは、この世に〝正しい選択〟などないという事実を知っておくことです。どんな決定でも、それが後悔につながるのか、それとも満足につながるのかは、決定したその瞬間には誰もわかりません。

そのときはベストな選択だと思っても、後日、後悔することもあります。反対に、適当に決めたことがとんでもない幸運を運んできてくれることもあります。結果は神のみぞ知るところで、私たちには知るよしもありません。万事塞翁《ばんじさいおう》が馬（何事もそれが幸か不幸かは予測できない）と昔の人はよく言ったものです。

選択に迷いがない人たちは、この3つのポイントをよくわかっています。いかなる問題も必要以上に悩んでも正解はなく、また、正解も人によって違うことを知っています。つまり、どんな決定をするかではなく、決定した後にどうするかがより重要だということです。

さらに、彼らが素晴らしいのは〝自分の選択に満足できる力〟をもっていることです。その選択について他人からとやかく言われたところで揺らぐことはありません。主体性があり、自分の基準で行動できます。

その選択は客観的に見ても間違っていないことがほとんどです。たとえば、投資で有り金をつぎ込んで気炎を吐くようなことはなく、常識的で危なげない選択をします。最初から答えが決まっていたかのごとく迷わず選択し、そして自分の選択に満足します。

脳科学的に正しい選択とは？

正しく決定する過程は、感性と理性が合流する過程でもあります。何かを決定するとき、私たちは常識と判断力を総動員させています。しかし、それで終わりではありません。自分の決定を点検し、感情的に同意する過程も経ているのです。

科学的に見ると、このような思考は、理性の領域をつかさどる「前頭葉」と、感情の領域をつかさどる「辺縁系」が適切に働いているときに可能になります。このいずれかがうまくいかないと問題が発生します。

前頭葉のみで決定すると実利を取る可能性が高くなり、感情は置いてけぼりになります。どんなに論理的で理性的な決定だとしても、感情が満足できない決定は賢明だとは言えないのです。納得できる意思決定のためには、辺縁系もともに働かなければなりません。

また、どんなに感情も働かせて決定したとしても、正しい判断といえないこともあります。たとえば、自分の立場では正しい決定でも、他人の感情を傷つけるようなものです。モラルや一般的な慣習を無視した独断的な決定は言わずもがなです。

やたら肯定的な面だけを強調するのも、危険な決定を招きます。株式投資依存症の人が「予算を全部投資につぎ込んでも絶対にうまくいく！」と考えたり、ショッピング依存症の人が「これは絶対に買わなくては！」と前のめりになったりするような場合です。

このようなケースもやはり良い決定とは言えません。理性と感情のバランスが取れてようやく正しい決定だと言えるのです。

幼い子の感情脳を育てる習慣

特に近頃は、理性的な判断をやたらと強調する向きがあります。これは競争がし烈で教育熱が高い社会背景から来ていると私は考えています。

子どもたちは小学校に上がる前から、正しい答えを選ぶことに集中させられます。じっくり考え、自分の意見が確立するより先に、括弧の中に入る正解探しに没頭します。そして、学校に入ってからも算数や理科などの正解探しに追い立てられるのです。幼いうちから、大人たちが決めた正解を覚えなさいと言われるのですから、子どもにとっては決定する能力を育てるチャンスを失ったようなものです。

このような過程を通じて、本人も気づかないうちに論理的・理性的な答えだけを選ぶことに慣れていきます。正解を追い求めるあまり、自分の感情を無視し、他人にも無関心になっています。

こうした教育の弊害は、実にあちこちで見受けられます。たとえば、幼少期から秀才と呼ばれてきたエリートに、反社会的な気質や性犯罪の素因をもつ人がいるケースです。これも、幼い頃から理性だけを重視しすぎたことによる弊害だと思います。

感情の領域をつかさどる「辺縁系」は、人間が絶対に無視してはならない重要な部位の1つです。前頭葉が発達して勉強ができることも重要ですが、感情を見つめ、共感できる能力も必ず必要なのです。それでこそ優れた意思決定を行う能力が生まれます。

しかも辺縁系は、前頭葉よりも先に発達します。知的機能を担う前頭前皮質は20〜30代まで発達しますが、辺縁系はずっと幼い頃に固まるのです。

ですから、あなたが親なら、子どもには幼い頃から自分で決めることを習慣づけてあげましょう。子どもに後悔させせないようにとか、後で親を恨んだりしないようにと大人が横から口出ししないようにしてください。幼い子どもには、辺縁系と前頭葉をバランスよく使って選択できるように、自分で選択する訓練をさせてあげましょう。

大人になってから決定力を育てる方法

もちろん、子どもの頃に機会がなかったからといって、決定能力が一生低下したままというわけではありません。前頭葉と辺縁系を活性化して決定力を育てる方法、そして決定するときに役立つ思考法をお教えしましょう。

●クリエイティブな活動をする

絵を描く、動画をつくるなどのクリエイティブな活動は、前頭葉と辺縁系をバランス良く活性化させます。創作活動は感情を表現する行為でありながら、前頭葉を働かせて表現にふさわしい方法を探さなければならないからです。どんな絵をどんな画材で描けばいいのかなど、どんな工夫をすべきかを考えて判断することで脳は活性化します。この過程が決定力を向上させるのです。

●意思決定の天秤を活用する

意思決定の天秤とは、何かを行った場合と、行わなかった場合の良い点・悪い点を天秤にかけて損得を合理的に見極めるやり方です。

人間は何かを決めるとき、そのときの感情に左右されてしまう傾向があります。そんなときに意思決定の天秤を利用して客観的に考えると、本当に重要なことが見えてきます。次の例のように、悩んでいることを文章化して考えてみましょう。自分はどんな判断をすべきかがより鮮明になるはずです。

	酒を飲めば・・・	酒をやめれば・・・
良い点	・ストレスが解消される ・気分が良くなる	・肝臓の数値が良くなる ・妻の小言が減る
悪い点	・翌朝、疲労感が残る ・太る、飲みすぎると健康に悪い	・生きる楽しみがなくなる ・人間関係にマイナスとなる

●「やりたいこと」と「やるべきこと」を分類する

「何をしたらいいのかわからない」と訴える若者が増えています。一方で「夢を大きくもて」といった類の自己啓発本の影響なのか、やりたいことが多すぎて困るという若者も多く見かけます。

やりたいことが多いのはいいことですが、今すぐすべきことをないがしろにしたままで夢を追うのも考えものです。

何をすべきか、頭の中だけで雑然と考えていても何も始まりません。そのようなときは、「やりたいこと」と「やるべきこと」を具体的に分類して書き出すと決めやすくなります。次のように書くと、今すべきことがはっきりします。

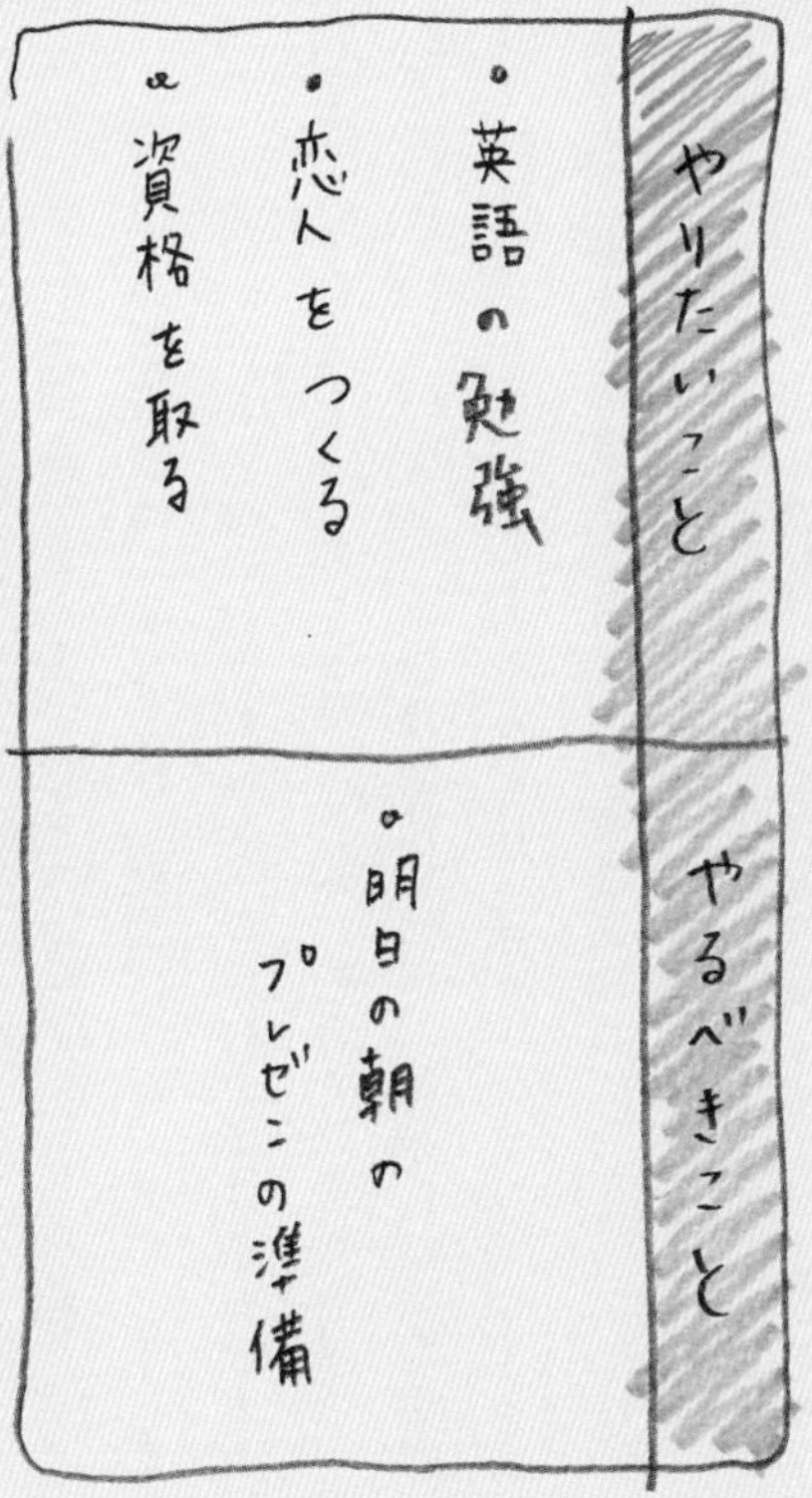

●両方やる

「やりたいこと」「やるべきこと」のうち、必ず一方しか選択できないわけではありません。この両方の条件を満たす部分積を探せばいいのです。プレゼンの準備があるからといって、ほかのことを諦めなければならないわけではありません。

進路で悩んでいるときも同じです。作家になりたいという夢と、就職すべきという現実の間で悩んでいるのなら、平日は会社に通い、週末には文章を書くという方法もあるでしょう。ほかにも文章力を培える会社に通う、仕事に関連する文章をブログなどに記して腕を磨くなど、さまざまなやり方があるはずです。

自尊感情を高めるために
今日すべきこと

迷っている選択肢を書き出す

自尊感情を高めるには、まずは小さな意思決定から迷わずできるようになりましょう。それを繰り返すことで、大きな決断も迷わなくなり、自尊感情も同時に向上していきます。今、迷っていることを次のように表現してみましょう。

①そのまま寝るか？　②ラーメンを食べてから寝るか？

このように自分が迷っていることを書き記すと、何に悩んでいるのかが明確に可視化されます。そしてどちらか1つを選べばいいのです。すぐに答えが出ないようであれば、それぞれのいい点をその横に書き加えましょう。

①そのまま寝る→明日の朝スッキリ目覚められる

②ラーメンを食べてから寝る→空腹が解消されて満足できる

こうすれば、どちらを選べばよいかがより明確になります。私ならそのまま寝てしまいますが、きっとみなさんも同じですよね。

5

つらかった過去にとらわれているあなたへ

2年前に祖母が亡くなったとき、「ああ、これで私の幼年時代は終わったのだな」と思いました。私のことを「かわいい孫」と呼んでくれた愛する人がこの世を去ったからです。

私にとって祖父母は特別な存在でした。自尊感情が落ちる出来事があっても、どうにか耐えてこられたのは彼らのおかげです。自分だけの力で成功を手にしたとおごりそうになったときも、祖父母の顔を思い出し、その思いを改めてきました。

こうした経験のせいでしょうか。幼年時代を幸せに過ごせなかった人や、大人から傷つけられて育った人、幼い頃の記憶をまったく思い出せない人を見ると、とても胸が痛みます。

幼い頃の傷は、自尊感情に大きく影響する

『デスパレートな妻たち』というアメリカのテレビドラマにブリーというキャラクターが登場します。ブリーは医師と結婚し、閑静な住宅街に暮らす主婦です。完璧主義者の彼女は、自宅をホテルのようにピカピカに磨きあげ、夕食にはテーブルいっぱいに料理を並べるなど徹底的に家事をこなします。

それなのにブリーの家族は幸せではありませんでした。夫と子どもたちは愛情に飢えていましたが、彼女はあまり気に留めず、成人病の夫のために野菜中心の料理を作り、子どもたちには道徳的な規範と価値観を強く押し付けました。

そんなブリーをロボットのように感じた夫は、妻と一緒にいながらもさみしさと無気力感にさいなまれます。中学生の娘は、両親から注いでもらえない愛情を教師との性関係を通じて得ようとします。一見、完璧に見えた家族の間には、爆発寸前の緊張とストレスがあったのです。

このドラマを見たのは随分前ですが、ブリーの家族のことだけはずっと忘れられませんでした。数々のカウンセリングを通じて、ブリーの子どもたちのような成長期を過ごした人たちに多く出会ったからです。

彼らは、強迫的な母親と無気力な父親がいるような冷え切った家庭で、心に深く傷を負っています。中には、不幸だった幼年時代が心と体に沁みついていて、現在も自分を否定的にしか見られない人も多く見受けられました。自らに「離婚した両親の子ども」「父親の暴力を見て育った子ども」「争いの絶えない家庭の子ども」というレッテルを貼っている以上、自分のことを大切にできるはずがありません。

つらい過去を手放す、3つの心理学的アプローチ

彼らの心配事には、親の姿がそのまま反映されています。たとえば、喧嘩の絶えない両親のもとで育った人は、自分もまともな結婚生活は送れないだろうという不安を抱いています。酒やギャンブルにおぼれる親のもとで育った人であれば、自分も依存症になるか、結婚しても相手がそうなるかもしれないと心配してしまいます。

彼らの中には、自らの問題を自覚して解決したいと考えたとき、心理学の本にその答えを探そうとする人もいます。実際、そうした本にはあらゆる種類の情報と解答が記され、多くの人が救われています。自分でも理解できなかった感情が、そこでようやく把握できるからです。心理学の本に助けられたという人々を見ると、たいていは次のよう

な過程を経ているようです。

①一般化（universalization）

一般化とはつまり、悩んでいたのは自分だけではなかったのだという気づきを得られることです。この力は絶大です。自分だけが特別な環境で育ち、自分だけが不幸だと思っていたのに、本の中には同じような境遇の人、もっと厳しい境遇の人たちの例が収録されています。それを知ることで心が軽くなるのです。

②罪の意識を手放す

心理学の本には、そうならざるを得なかった多くの要因が登場します。抱えてきた問題はあなたの努力不足が招いた結果ではないという主張が多く、説得力もあります。それらを読むことで「ああ、自分のせいじゃないんだ」と気づき、長年苦しめられてきた罪の意識を手放せるのです。そして、自分のような経験をすれば、これだけつらいことも珍しくないという確信ももてるようになります。

③知識化

なんとなく感じていたつらさを〝理性的〟に理解して解釈できれば、心は楽になります。理由がわからないまま苦しめられてきたことが、実は長年のトラウマが原因だとわかったり、自分を苦しめてきた両親の行動も〝投影〟という自己防衛だったとわかったりすると、これまでのつらい状況を理解でき、心のもやが晴れてすっきりします。友人にどれだけ吐き出しても晴れなかった気持ちが、ほんの数行の文章で整理できることもあります。

こうして問題を解決しようと本を開き、自分の心理を掘り下げて解決に向けて行動することは、心の回復への道を一歩踏み出したことにほかなりません。

しかしながら、本を読み、著者の主張するマニュアルに従い、有名なセミナーに通ってみても、状態が良くなるどころか、「こんなにやっているのに変わらない自分はダメなやつだ」と自暴自棄になってしまうケースもあります。

心の回復には時間が必要です。これはダイエットを始めても一、二日で結果が出ないのと似ています。少し痩せてもリバウンドしたり、慣れない運動で思わぬケガをしたりもします。

そんな理由から、自尊感情を回復させる過程は、体を鍛えるのと似ていると考えてください。心理学の本を読む行為は、筋トレの本を読んでいるのと同じです。トレーニングの教本は、体がなまるメカニズムや筋肉を増強させる方法を教えてくれます。

しかし、実践が伴わない理論は単なる知識に過ぎません。マッチョ体型になるためには、実際に汗を流し、トレーニングを重ねるしかないのです。自尊感情も同じく、本を読むだけではいけません。

過去を否定すると、つらさが増す

ところで、心理学を独学で学んだという人に出会うと、やたら親を恨んでいる人が多いことに驚きます。

驚くことに、彼らは自分が抱える問題の原因を親に探そうとしているのです。自身の問題を家庭環境のせいだと決めつけてしまうのが、もっとも簡単な解決策だからです。自分をこんな性格にしたのは親のせいだと信じ、この先もそれは変わらないと思い込んでいます。実に残念です。

当たり前ですが、不幸だった記憶にとらわれたままでは、否定的な感情が付きまとうだけです。その間に楽しいこともあったはずなのに、それらはまったく思い出せなくなります。

長年争っている夫婦にも、この現象が見られます。「この人はいつも私にうそをつく」「相手が永遠に態度を改めない限り、自分が出ていくしかない」など、結婚生活への満足度が低い夫婦に限って〝いつも〟〝永遠に〟といった単語をよく使います。

それには理由があります。この単語を使えば、過去に対して烙印を押しやすくなるからです。こうして「あなたと一緒にいて、一日だって幸せなことはなかった!」と結論を出し、楽しかった記憶は封印してしまうのです。

科学的な立場から見ると、これは自然な反応です。我々の脳の記憶をつかさどる「海馬」と感情をつかさどる「扁桃体」が隣り合っているからです。だから、悲しいときには悲しい出来事を思い出しやすく、つらいときには過去のつらい出来事を思い出しやすいのです。

ここに重要なヒントがあります。過去の出来事に苦しんでいる人は、自分が現在、感情的な問題を抱えていないか確認してみてください。過去のつらい記憶のせいでゆううつなのではなく、ゆううつだからつらい記憶だけが思い出されていることもあります。

すべての痛みは〝過去形〟である

つらい過去とともに生きるのは、めらめら燃える熱い炎を胸の中に抱えているようなものです。自尊感情が落ちているとき、その炎は自らを焼き尽くす危険な凶器になります。

この炎の大きさや勢いは人それぞれに異なり、どのくらいの距離を取るかによって、自尊感情を守ることにも燃やしてしまうことにもなります。

自尊感情が高い人の中にも不幸な過去の持ち主は少なくありません。彼らも過去を回想するたびにつらい思いをしますが、比較的早く立ち直ります。過去の火種から離れる方法を知っているからです。つらかった記憶も、結局は過ぎたことであるという事実を、長年の訓練の末に知り得た人たちです。

一方で、自尊感情が低い人たちは、やたらと不幸を思い出します。不幸な記憶をまるで身近に置いているようです。放っておけば自然と忘れてしまうようなことでも、事あるごとに取り出しては傷ついているのです。

それでも飽き足らない人たちは、誰かに会うたびに過去の不幸話をします。好きな異性ができると、親から毎日傷つけられた話や友達にいじめられた話をするのです。「こんな自分を理解して」または「こんなにかわいそうな自分を受け止められるの？」という心理の表れなのですが、それをしょっちゅう聞かされるほうはどうでしょうか。

すべての痛みは過去形です。この事実を忘れてはなりません。人間の力では時間を戻すことはできません。

時間は流れていくものです。つらかった過去と現在の間には、時間というプレゼントがあります。誰にでも公平に与えられたこのプレゼントを、わざわざ断る必要はありませんね。喜んで受け取ってください。

何度もフラッシュバックするつらい過去の手放し方

とはいえ、忘れたいのに、どうしても脳裏に浮かんでしまう嫌な記憶もあるでしょう。どうしたらそれを思い出さずに済むのでしょうか。

そんなときは、過去を断ち切るためにもう少し積極的な方法を取らなければなりません。

●仮定する

もし不幸な過去の影響を受けていなかったら、今頃どう過ごしていたかを仮定し、想像してメモします。たとえば、「幼い頃から親に暴言を浴びせられ続けていなかったら、本当はどう生きていたのだろう?」と自問するのです。

すると、「もしそうだったら、こんなにも自分を嫌いになっていないだろうし、恋人にも愛想をつかされていないだろう」「自分を責めたりかわいそうに思ったりしていないだろう」といった答えが、心の奥から聞こえてくるのではないでしょうか。

あまりに長い間、過去やそれに関する感情にとらわれてきた人、不幸をダシにして得られる同情や哀れみを手放せない人などは、これらを実践できないかもしれません。そのような人たちは、仮定する能力をより根気強く育てるべきです。少しずつでも、仮定する練習をしてみてください。

●目標を設定する

仮定ができたら、次に目標を設定してください。過去にとらわれすぎてきた人たちは、現在や未来について想像できていないからです。

目標は「未来形」「肯定形」「行動にフォーカスしたもの」にしましょう。もし、恋人と別れた人であれば、「未練を残さない」と否定形で言わずに「一日で断ち切る」といった目標にしてください。「姑の皮肉にイライラしない」ではなく「姑からストレスを受けた日は30分運動する」としましょう。

●「自分は絶対に変われるはずがない」としか思えない場合

そんなことを言う人には、むしろ良い兆しが見えます。これまでは、単に不幸な経験や感情にとらわれて問題解決に目を向けられていなかっただけです。自分の過去に目を向けていけば、変われるはずがないという考えから自由になれます。

自尊感情を高めるために
今日すべきこと

仮定して目標を設定する

もし自分が過去の経験に影響を受けていなかったなら、今どのように生きているかを想像してみましょう。そしてその姿に近づくための目標を、未来形、肯定形、行動にフォーカスした形で書き記しましょう。

・【仮定する】もし過去の経験に影響されていなかったらどう生きている？

・【目標設定】そうなるための行動を書く

6 「なぜ自分だけ？」は不幸の始まり

精神科の治療法の1つに〝一般化〟という技法があります（123ページ参照）。患者が抱える悩みや苦痛は、多くの人も同じように抱えている問題だと認識させる方法です。その事実を認識するだけで多くの人は安心できます。

そのため、同じ悩みを抱える人たちが経験を共有することが有効になります。「自分と似た境遇の人がいる」「私を理解してくれる人がいる」と知ると、大きな癒しになるのです。試練から抜け出すエネルギーも湧いてくるでしょう。

これは裏を返すと、「自分だけが苦しんでいる」「自分は人より劣っている」という思考にとらわれているときは、それだけつらい状態にあるということなのです。その悩みだけでも苦しいのに、それを一人で抱えるさみしさまでのしかかります。

「人と違う」＝「悪い」ではない

芸術家や芸術的な感性をもつ人たちの中には、自分には大きな欠陥があると考えてクリニックを訪れる人がいます。彼らは他人と違う感覚・感性を邪魔だと考えています。「みんなのように平凡でいたい」「喜怒哀楽が激しすぎる自分が気に入らない」と。

彼らに過去の話を聞くと、幼い頃から親に「繊細すぎる」と注意されたり、男性の場合は「男らしくない」と怒られたりして心を痛めているケースが見られます。それにより「自分は人と違う」「自分の性格はおかしい」という評価を自分に下していることが多いのです。

多くの場合、彼らは人と違うのは悪いことだという偏見にとらわれています。しかし、人と違うことは、絶対に悪いことではありません。他人より繊細なことも悪くありませんし、感性的なのも良い特徴です。他人の感情をいち早く察知したり、時代の流れを読む能力に長けるなど、いくらでも長所として生かせます。

ほかの子どもよりもよく泣き、傷つきやすい我が子を叱ってしまう親の心も理解できないわけではありませんが、それでは叱られた子どもは、それが悪いことだと認識してしまいます。

自分の特性を〝悪いもの〟と考えてしまうとき、もっとも大きな問題は彼らが周囲の共感を得ることを諦めてしまうことです。「きっと言ったって理解されないだろう」「陰口を言われるのでは」という思い込みから本心を話せず、なかなか人に交じることもできません。そのつらさを相談することもためらい、いっそう苦しくなるのです。

「自分の人生はまともじゃない」と考える人たち

過去につらい経験をした人たちは、言うまでもなく「自分はふつうじゃない」と悩んでいます。親の不仲や幼い頃にひどく比較されていたとか、暴言を浴びせられた、虐待を受けた、事情があり家族と離れて育ったなどの経験をした人たちです。彼らは自分の経験を隠し、自分の人生をまともではないと決めつけていることも多いものです。

彼らはまた、他人の人生に幻想を抱いています。世間では家族の絆をやたら強調しますが、それがいっそう彼らを苦しめます。子どもを励まし、信じてくれる両親がいて、献身的な母親が準備した料理で一家そろって食卓を囲む風景が一般的だと思ってしまうのです。特に母親に関しては、「何でも受け止めてくれる」「子どものために犠牲になることをいとわない」という母親像が当たり前だと考えられがちです。

彼らが「自分は人とは違う環境で育ったのだ」と強く感じるのは、今まで以上に多様な人々に出会うことになる、大学や社会に出てからが多いようです。

特に大学の新入生の中には、適応障害に悩む人が多くいますが、その深層心理にも「友人たちは性格も良くフレンドリーで、良い両親に育てられ、家も裕福。自分とは何もかも違う」という思い込みがあるのかもしれません。

このような場合、仲の良い友達と悩みを共有できれば解決に向かいます。「君だけじゃないよ」「私も君と似たようなもんだよ、多分みんなそうだと思う」といった友人の言葉を聞くだけで、ほっとすると同時に悩みも解消されます。共通の経験や気持ちが確認できると、心も軽くなるからです。

それができなかった場合は、いっそう孤立し、人間関係をおもわしくない方向へこじらせてしまうことがあります。自分は不幸だ、異常だと頑《かたく》なに考えてしまい、共感するきっかけとなるコミュニケーションさえ閉ざしてしまうのです。

こうした、自分は特別に不幸だと考える人たちを説得するのは難しいものです。不幸のとらえ方は人それぞれで、重い病気を抱えながら明るく生きている人もいれば、他人から見ると軽い風邪のようでも、自分は不幸だとうつうつと過ごす人もいるからです。

「なぜ自分だけ？」と考えると不幸の沼にはまる

「なぜ自分だけ」という考えが頭から離れない場合、さらに問題は複雑化します。

人間の記憶構造は非常に不安定なため、できるだけ記憶を忘れるようにできています。ところが、「なぜ自分だけ」という考えは、記憶と感情を結びつけてしまい、忘れることを遅らせるのです。ただ放っておけば自然と水面下に沈んで隠れてしまうものを、忘れまいと自ら必死で引き上げているようなものです。それを何度も繰り返すことで問題がこじれていき、他人との関係もぎこちなくなってしまいます。

したがって、つらく不幸な経験を忘れたいのであれば、感情と結びつけずに、自然に水面下に沈んでいくように放っておくのが一番です。

「なぜ自分だけが？」「どうしてこうなってしまったんだろう」と自問するのはやめましょう。そのたびに悪い記憶が自動的に思い起こされ、同時にマイナスの感情が浮かび上がってしまいます。

自尊感情を高めるために
今日すべきこと

“人とは違う自分”を書き留めて、意見を聞く

変化への第一段階は“認識”です。あなたは他人と比べて、自分がどれくらい変わっていると考えているでしょうか？　それを“知っていること”が重要です。

今日は自分の変わっていると思う点について書いてみましょう。育ってきた環境、親のこと、経験など、自分を苦しめてきたことがあれば漏らさず書きましょう。次に、信頼している友人や協力者がいれば、「自分はここが変わっていると思っているけど、どう思う？」と意見を聞いてみてください。

・私が他人と違っている点

・友人の意見

7

自己中くらいに自分ファーストでいい

対人関係において「自分はみんなのようにうまくやれていない」と考えてしまう人をよく見かけます。

「ほかの人たちはゆとりをもって生きているのに、自分はいつでもおどおどして振り回されてばかり。なぜ自分はこんなにも人付き合いが苦手なのだろう」

そう感じて、悩んでいます。

まわりの人は他人と適度な距離を保ちながらうまく立ち回っているように感じられる。それなのに自分はいつでも他人の顔色をうかがい、まわりの関係に気を使っている。

そう感じられて悩んでしまうのです。

親切なのか、顔色をうかがっているだけなのか

私の患者の中に、親切な男性A君がいました。学生時代には困っている友人に積極的に手を差し伸べ、つらい課題も一手に引き受けて解決してあげたそうです。

就職しても仕事に手を抜かず、礼儀正しく、同僚の面倒もよく見ていました。

彼の献身的な姿勢は社内でもずば抜けていました。業務が山積みになれば週末でも会社に駆けつけ、残業も当たり前のようにこなし、不満の1つもこぼさず、誰かにきつく当たることもありません。彼は、実に完璧な社員だったのです。

しかし、そんなA君の性格に嫌気が差していた人がいました。ほかでもないA君のガールフレンドです。献身的なA君に対し、「あなたは親切なのではない。お人よしでもなく、ただ人の顔色をうかがっているだけ」と毒舌を吐いたのです。

彼らは二人で、私のクリニックを訪ねてきました。彼女は確信に満ちていました。A君の親切な行動は、純粋な親切心からではなく単に人の顔色をうかがっているだけだと言い、彼の行動を批判しました。他人の頼みを優先させて、彼女と約束していた精神科のアポイントをどんどん遅らせたとA君を恨んでいました。

しかし、A君の主張は違っていました。彼女のほうこそ嫉妬しがちな性格で、自分のことをわかっていないだけだと言うのです。「どんなに説明しても付き合い始めた頃のように理解を示してくれないし、喧嘩ばかりするようになり、もう疲れてしまった。別れるべきかと深刻に悩んでいる」と告白し、さらにこういった別れは過去に何度も経験したのだと苛立ちをにじませました。

なぜ近所の評判がいいあの人は、家族にきつく当たるのか？

親切は美徳です。親切な人を嫌う人はいないでしょう。問題は、自ら進んで行った親切なのか、相手の顔色をうかがって行った親切なのかということです。

最初は彼女の主張をまったく受けつけなかったA君も、時間の経過とともに自分の問題を少しずつ認識し始めました。やがて彼女の言葉通り、自分に問題があるのではないかと疑い始めたのです。「いつも他人に焦点を合わせていた」という彼女の主張が、考えれば考えるほど一理あると思ったからです。

後にわかったのですが、A君は幼い頃から両親に「人に親切にしなさい、人を助けなさい」という言葉とともに「人様に後ろ指をさされないようにしなさい」と言われて育ったといいます。A君は大人に言われた通りに行動しただけなのに、彼にとって大切な恋人たちは、それが我慢できずに彼のもとを離れていったのです。

実はA君は他人には親切でしたが、自分自身には親切になれていませんでした。自分の時間、自分の幸せについて、気に留めたこともなかったようです。

こういう人は、自分だけでなく身近な人も大切にできません。異性の友人や後輩には親切にできるのに、恋人に気遣いできないのもそのせいです。「近い存在＝私」という考え方になるため関心をもてないのです。

ドラマに登場する家父長的なおじいさんの姿を思い浮かべてみてください。近所の住民たちには面倒見のいい人と評判なのに、身内にはどこまでも厳格です。これこそ、「家族＝自分」と考えている最たる例です。身内には何の罪もありません。

他人からの評価を重視する男性が、家庭より仕事中心のワーカホリックになるケースもそうです。家族を守るためにお金を稼ぐのはいいのですが、夜勤に会食、週末には接待ゴルフと、家庭をおろそかにしてしまいます。

他人の評価を重視しすぎる母親も同じです。まわりから自分がどのような母親として見られているのかに気を取られ、子どもを良い学校に入れなければ、栄養のある食事をさせなければと必死です。しかし、肝心の家族や自分の気持ちをケアする余裕はありません。家族全員を自分のカテゴリにひとまとめにしているので、子どもたちにも「人様に迷惑をかけないようにしなさい」などと言うようになります。

このような言葉を聞いて育った子どもたちは、自分の気持ちより他人の評価に敏感になり、自分の感情や欲求を後回しにするようになります。一見、非の打ち所がない親切な行動に見えますが、実は心は無理をし続けているのです。

親切すぎる人は嫌われる

他人への気配りが一番の美徳の時代もありました。しかしそれは、農耕社会で通用していたやり方です。農耕を行うために、力を合わせて協力しあい、他人のために汗を流すことが自分のためでもあったこの時代には、他人への配慮が重要でした。

しかし、社会生活が個人化し、それぞれ細分化されてきた過程で、美徳の概念も変化しました。必要以上の親切は「おせっかい」と言われかねませんし、「顔色うかがい」だの「どうして身内にはやさしくしないの?」などと恨まれかねません。社会が変われば価値観も変わります。

現代社会では、A君のように自分の気持ちを顧みずに他人に気を遣いすぎる人は、むしろ相手にも違和感を与えます。やたら気を回しすぎる人というのは、わざとらしく映る場合もあるからです。「ひょっとして何か下心があるのでは？」「後で大きく裏切られるのではないか」と、親切にしても、ほかの意図を勘ぐられてしまうのです。

とても気が利いて献身的な人が、学校で無視されたり、会社で仕事を押し付けられたりする理由がここにあります。本人は良かれと思って他人に親切にしたとしても、すべての人がそれをありがたく受けとめるわけではありません。

特に職場などの競争関係にある場所では、本人が一生懸命になればなるほど、まわりからは「あなたがそんなに必死にやったら私たちの立場はどうなるの？」と嫌がられたりもします。苦労だけは人一倍しているのに、なぜか良い評価につながらないのです。その場では感謝されるのに、裏では悪く言われて疎外されてしまいます。しかもその原因は自分にあるというのですから、本人は納得いかないでしょう。

自己中くらいがちょうどいい

生きるうえで自分のことだけを追求すべきなのか、他人のために献身的に生きるべきなのかという話には慎重にならざるを得ません。それでも、私はいつでも、「自分自身を一番に考えなさい」と言っています。患者の置かれている状況によっては「自分勝手と思っても利己的に判断し、行動しなさい」と強くアドバイスすることもあります。それが正しい優先順位だからです。

私は本来、人間の本能は利己的だと考えています。それを認めて受け入れることが、自然で成熟した姿勢だと思います。

もちろん、世の中には他人のために奉仕する利他的な人生を送る人も少なくありません。彼らが他人を助ける理由は何だと思いますか？　それが本人の喜びだからです。他人を助ける喜びを感じたいから、持続的に行動できるのです。

もちろん彼らを非難しているわけではありません。むしろ尊敬しています。なぜなら彼らは、〝他人を助ける喜び〟を知っている成熟した人間だからです。自分の本当の心の中の喜びを享受できているのです。

これは、子どもに対する親の愛情も同じです。親は子どもの幸せを願います。子どもが笑うだけでも幸せを感じます。親が子どもがいつでも笑顔でいられるように行動するのは、それでこそ自分も幸せだからです。子どもたちを愛するときも、ボランティア活動を行う場合も〝自分の幸せ〟を追求するレベルで行えば後悔もありません。

どうかみなさんも、人間とは本来、自分中心であることを認めてください。それでこそ雑念なく愛することができ、心から他人のためにも行動できるのですから。

自尊感情を高めるために
今日すべきこと

自分の望みを書いてみる

他人の視線ばかり気にしてきた人たちは、自分のことを忘れています。自分がどんな人間なのか、何が好きで、何が嫌いなのかもわかっていません。だから自分の欲求と行動が一致しているのかどうかも判断できないのです。

ここでは自分が望んでいることが何なのかを具体的に書いてみてください。文字に記してみると、その望みが、自分が求めているものなのか、他人に求めているものなのか、もしくは他人が自分に求めているものなのかが見えてきます。

何であれ心配は無用です。もし書き上げたリストの多くが“他人が自分に求めていること”だったとしても、「なるほど、確かに自分は他人の目線を気にしすぎているようだな」と認めることができます。

では、さっそく書いてみましょう。自分が望むことを決めるときは、次の3つの基準を満たす文章で書くことが大切です。

1.否定形ではなく肯定形の文章で書く

・ささいなことで不安にならないようにする。（×否定形）
→私はこれから肩の力を抜いて生きる。（○肯定形）

2.主語は必ず“私”で、主体的に書く

・みんなが私を好きになってほしい。（×他人が主語）
→私は自分に正直に堂々とした人になりたい。（○“私”が主語）

3.時制は過去ではなく未来で書く

・私は不安がちで怠慢だった。（×過去形）
→私はこれからは物怖じせず、まじめな人になりたい。（○未来形）

8 誰かに依存しすぎていないか？

〝依存〟という単語は、自尊感情と同じくらいさまざまな意味で使われています。その解釈も人によってまちまちです。１つだけ言えるのは、依存という言葉に否定的なニュアンスを感じている人が多いということ。それゆえ、依存心の強い人や自立心の弱い人は、人として好ましくないと見なされる傾向があるようです。

しかし正直なところ、私は、依存すること自体はそれほど悪いとは思っていません。自立心が強ければいいのかと言うと、そうでもない気がします。生きづらい世の中で、依存しながら生きることはそれほど問題でしょうか？

もちろん依存しすぎは問題です。そこでここでは、〝適切な依存〟とはどういうものなのか、また、依存する対象次第で結果がどのように変化するのかをお伝えします。健全な依存と、そうでない依存を区分して、実行に移す一助となればと思います。

問題は「何」に依存するか

赤ちゃんは母親に頼らないと生きていけません。新生児はお乳を口にくわえさせてやらないと栄養もとれません。赤ちゃんが母親を求め、離れると不安を感じる理由は、食や下の世話に限らず、一人で寝ることすら難しいからです。親があやして子守唄を歌ってくれて、ようやく眠りにつけるのです。しばらく経つと赤ちゃんにも喜怒哀楽の感情が生まれますが、そのコントロールも自分ではできず、泣いたら親がなだめてやる必要があります。

こうした幼い頃の依存の痕跡は、大人になっても残っています。青少年期以降、男女がお互いを求めるのもその一例で、一人よりも二人でいることを望み、自分の内面をさらけ出し、理解を得ようとします。愛とは新生児時代の依存の名残りなのです。

大人も依存しています。友達や恋人、配偶者に依存し、尊敬する人に頼ったりします。信仰をもつ人は神に頼りますね。中には母親に依存したままの未熟な大人もいます。ときには、薬物やアルコールのような物質に依存する人もいるでしょう。

こう見ると、人生とは何に依存するかによって勝敗が分かれると言えるかもしれません。未熟で、とにかく何かに依存したい人がいるかと思えば、成熟した方法で依存する人もいます。次から詳しくお話ししていきましょう。

「あなたが変われば幸せになれるのに！」は悪い依存の兆候

成長した大人が、依存心をコントロールできずに未熟な依存をしているケースは、次の3つに分けられます。

①依存しすぎている

過度に依存している人たちは、常に誰かに頼ったり、甘えようとしたりします。彼らは一人が耐えられないのです。クラスメイトから仲間外れにされないか戦々恐々としたり、または恋人がいない状態に耐えられず、別れてすぐに新しい恋人を作ったり、別れる前に別の恋人を作っておくなどの行動を取ります。

②依存する方向のミス

適切に依存している人たちは、〝依存していい対象〟のみに頼ります。この方向を誤ると、自分より弱い人など、適切ではない存在に依存してしまいます。たとえば、会社の役員クラスが新入社員に甘えたり、大学教授が学生に癒しを求めたりすることです。このような不適切な依存は問題となります。

③自分が依存していることに気づかない

未熟な依存をしている人は、自分が依存しているという事実にすら気づいていないか、認めようとしません。

たとえば、親が子に依存するケースがそれです。よく親は「私は子どもが幸せでいてくれたらそれでいい」と言いますが、これも依存心が表れている言葉です。これを聞いた子どもは、自分の人生には親の人生ものしかかっていると考えて負担に思い、自分の幸せと親の満足の間で揺れ動くことになります。

こうした未熟な依存は、配偶者や恋人との関係も悪化させます。不仲になれば「あなたが変わってくれれば幸せになれるのに！」「あなたが変わろうとしないから苦しい！」などの口論を繰り返しますが、これは自分の幸せと安定を相手にゆだねていることを、知らず知らずのうちに言語化しているのです。

自分が軽蔑している相手に依存しているのですから、問題が起きて当然です。相手が自分より劣っていると思うなら、いっそ関係を諦められればいいのですが、それもできずに依存し、結果として他人のせいにしてしまいます。

これを心理学用語では〝投影〟(projection)といい、「私が不幸なのは子どもが大学に落ちたせいだ」「私がゆううつなのはダメ夫と結婚したせいだ」などと、人のせいにして自分を守るのです。

こうなると相手に問題があるかどうかは重要ではありません。軽蔑している相手に依存しているのに、その事実に気づかずに相手のせいにしているだけの人生が幸せなはずがありません。

「良い依存」3つの条件

〝成熟した依存〟をする人たちは、自分が誰かに頼っていることを自然にわかっています。自尊感情が高い彼らは、何でも一人で背負い込んだりしません。自らの限界を認め、一人で解決できないときは迷わず誰かの助けを借りることができます。

成熟した人たちの依存は、おおまかに次の3つのポイントを押さえています。

1つ目、自分より強い存在に依存し、依存の方向も明確です。知識を得るために本を読む、健康のために医師を訪ねるといった依存です。

2つ目は、堂々と公表できる透明性の高い依存です。不安を隠すためにアルコールに溺れる、愛されたいからと不倫に走るといったことはありません。代わりに旅行やレジャー、趣味、家族、信仰のようなものに依存します。後ろめたいことなどのない正しい依存です。

3つ目、依存した分だけ相手に返します。私が以前勤めていた病院の院長は、院内の食堂スタッフに会うと、「食事を提供し、私を生かしてくれてありがとう」と必ず褒めたたえていました。大きな病院を運営している院長でも、食事に関しては食堂のスタッフたちに頼っていることを知っていたからです。だからスタッフを尊重し、自尊感情を立てることでお返しをしていたのです。

この例のように、良い依存とは一般的な搾取ではありません。もらった分だけ相手に返し、借りを残しません。

「共依存」が生まれる仕組み

さて、目の前にいる人が自分を頼ってきたとき、あなたはどうしますか？　「なんとか助けてほしい、あなたの助けが必要だ」とお願いされたなら、まずは力になってあげたいと思うでしょう。

しかし中には当然、「自分の暮らし向きも苦しいのに、今はそれどころじゃない」と、すぐさまその場を離れる人もいます。一方で、自分の状況がままならなくても、食費を削ってでも送金したり、ボランティア団体に加入したりする人もいるでしょう。

この現象を、精神医学者たちは「依存性が相手のナルシシズム（narcissism）を誘発した」と説明します。「助けなければ」という思いが高まった結果、自身の能力と価値が瞬間的に高いものに感じられるのです。または逆に、自分のわずかな資源だけでも守らなければという自己防衛欲求が高まります。

片方が依存すると、相手はナルシスト（narcissist）になります。助けを求める依存者と、相手の中の温かなナルシシズムが出会うのです。自分の価値を高く評価してくれる依存的な人を助けることで、二人の共依存関係が始まります。甘えたい人と、頼られたい人です。

共依存が生まれる仕組み

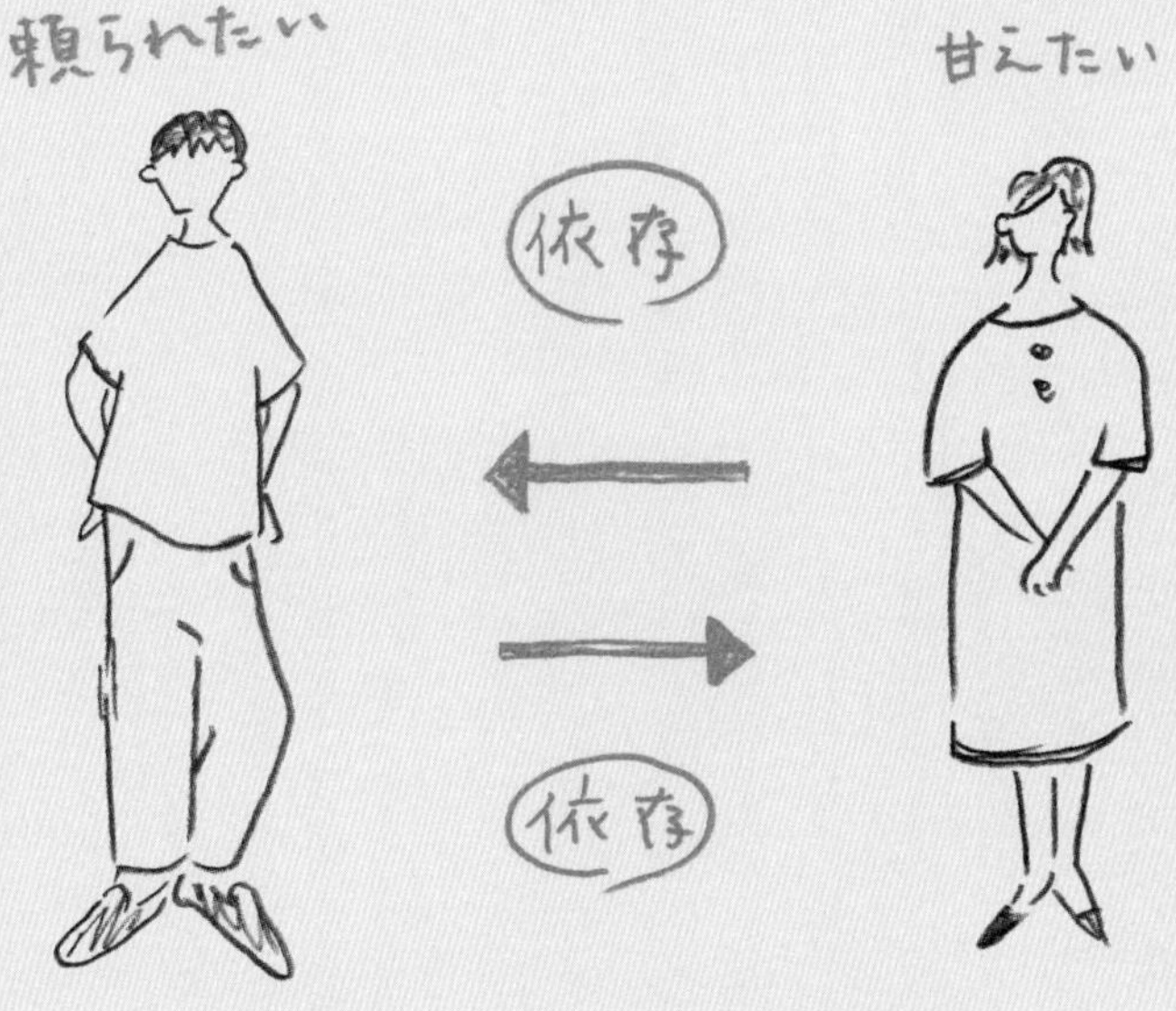

ともすると、この世の中のすべての愛はこうして始まっているのかもしれません。子どもを初めて胸に抱いた母親は、責任感を感じると同時に、完璧な母親になろうという欲望も湧いてきます。この子にだけは完璧な幸せを与えたいと思い、愛着関係が形成されます。

会社もこの心理をたくみに利用しています。新入社員研修とは結局、ナルシシズムを呼び起こすステップです。会社は社員に対し、会社がどれほどその人を必要としているのか、メッセージを送り続けます。老齢の社長は新入社員を圧迫したり、叱咤したりはしません。むしろ低姿勢で「どうぞよろしくお願いします」と請《こ》うのです。すると新入社員はやる気を刺激され、会社を、社長を助けなければと決心するというわけです。

依存とナルシシズムの関係が適切に維持されるためには、適正な見返りが必要です。社員が労働力を提供するなら、社長はそれに見合った報酬を与えなければなりません。それでこそ社員も社長に尽くすことができます。お互いが満足してこそ関係は長く保てるのです。

育児に疲れた母親にとっては子どもの成長が喜びという見返りとなります。また、「元気なお子さんですね。お母さんが子育てを頑張っている証拠ですね」などと周囲から賞賛されることも十分な見返りとなり、母親と子どもの関係が健全に実現します。

一方、どんなに施しても肯定的な見返りが得られないと問題が起きます。それまで刺激されていたナルシシズムが、途端に冷酷なほうへと作用し、「今までこんなに良くしてやったのに！」と憤りまで感じるようになります。

結果、依存しすぎる人はナルシシズムに浸った相手にひどく傷つけられ、拒絶されもするのですが、それでもなお相手にすがろうとします。依存的で自尊感情が低い自分には、相手が強くて健全に見えるからです。

しかし、相手のナルシシズム的な面は、実はほかでもない自分自身の依存性が引き出したものです。嫌気が差したナルシストが切り出す別れの言葉に、依存しすぎる人は傷つけられますが、実際はその根っこの原因は依存しすぎる側にあるのです。

「悪い依存」から抜け出すためにやめたい3つの習慣

依存しすぎる人たちには、大きく分けて3つの好ましくない考えがあります。誤った考えをもち続けると、過度に依存してしまい危険です。やがて相手からきつい言葉で拒絶されて、ひどく落ち込むことになります。

その考えとは、次の3つです。

1つ目は、一人でいることはさみしくつまらないものだと考えていることです。ゆえに、わずかの間でも、恋人や家族がいないとか、所属する組織やグループがない状況に過度な恐怖を感じてしまいます。さらには、自分に非があるから一人なのだとも考えてしまうのです。しかし、たとえ一人でいたとしても傷つくわけでもなく、誰かに揶揄《やゆ》されることもありません。

2つ目は、誰かが自分を救ってくれるという幻想です。このような幻想をもつ人たちは、自分がどこか欠けていて人より劣るダメな存在だと考えています。自分が置かれた状況を特別だと考え、「平凡な人がうらやましい」というのが口癖です。

彼らは、まわりの人たちは自分より恵まれているから、自分を助けてくれるはずだと信じています。そのため、自分よりも劣悪な環境にいる人にまで依存し、結果的に失望するのです。

3つ目は、誰かに頼るのは悪だと考えていることです。こう考える人たちは、依存的だと指摘されると必要以上に反省してしまいます。誰しも依存性はあるものですが、その程度や頻度、方向性などが重要なのであって、依存自体が悪いわけではありません。

ここまでの文章を読んで、「自分は依存的なようだ」「未熟な依存をしているかもしれない」と思ったのならば、その程度に留めておきましょう。それがわかったということが重要な過程です。この気づきを繰り返していくことで、成熟し、洗練された良い依存に変わることができます。

逆に、自分が依存していないほうだとか、良い依存をしていると思ったなら、それも良いことです。そのように自分自身に満足することも、とても重要な過程です。自尊感情が少しずつ高まっている証拠かもしれません。

自尊感情を高めるために
今日すべきこと

これから何に依存するのかを考える

依存本能は誰にでもあり、それを満たそうとするのが正常です。それをわかったうえで、これから何に依存していくのかを考えてみましょう。

その対象は自分より強く、健康で、健全でなければなりません。タバコやギャンブル、不倫などは該当しませんね。

ストレスに耐えられずにタバコに頼っていたのであれば、タバコの代わりにこれから頼るものを決めてください。瞑想する、お茶を飲むなど、具体的なものがいいでしょう。

人に頼りたい場合は、先ほど述べたように自分より優位な存在が良いでしょう。抽象的な存在や、すでに亡くなった人に頼るのも悪くない方法です。私の場合、身近な人が亡くなると気分がひどく落ち込みますが、そんなときは、それよりも前に亡くなっている人を心の拠り所にしています。死後の世界はわかりませんが、私がどんなに彼らに依存しても、亡くなった相手がナルシストになって私を傷つけることはないからです。

第3章を終えて

適度な距離感が自分を守ってくれる

会社を辞めた人の実に80パーセントが、〝人間関係〟を理由にあげたというニュースを目にしました。

会社だけではなく、友達、夫婦、親子など、人間関係で苦しんでいる人に強調しておきたいのは、その〝距離感〟です。「すべての人と親しくなりたい」「誰からも認められたい」といった欲求は今すぐ手放してください。できるだけ、自分とそりが合う人と付き合うようにし、相性の悪い人に集中しないように努力しましょう。

次に大事なのが、作用と反作用です。自分が押せば同時に押し返されるのが作用と反作用の原則です。相手を責めると、自分の心も不快になり、ダメージが蓄積されていきます。自分でも気づかないうちに、巡り巡って自分に返ってきていることに気づかないだけです。

良い人間関係には限界があるということも忘れないでください。完璧な人間関係などありません。人間関係にとらわれすぎることなく、その時間を休む時間に当ててほしいと思います。

第 4 章

自尊感情回復のカギ「感情」のトリセツ

1

感情をコントロールできる人はすべてうまくいく

本章では、私たちが普段感じるさまざまな「感情」について見ていきます。怒りや悲しみ、悔しさ、恥ずかしさなど、自尊感情はさまざまな感情と深く関係しています。日々ぶつかる問題のほとんどは感情とつながっており、その感情をコントロールできるか否かでその人の運命が変わりもするのです。

しかしそれほど重要な割に、自分の感情の表し方やコントロール法を知っている人は意外に少ないものです。クリニックでのカウンセリングでも、「そのとき、どう感じましたか？」と質問しても、自分の感情をきちんと答えられる人はほとんどいません。多くはその感情を否定したり、何でもないふりをしたりするのです。

彼らはなぜ自分の感情を正直に言えないのでしょうか。カウンセリングを始めた当初は、私もその反応に戸惑いました。

しかし、すぐにその反応はむしろ自然なことだとわかりました。感情は本能の領域にあり、言葉で表現することは理性の領域にあるからです。言わば、本能の領域で苦しんでいる人に、理性の領域での答えを要求しているのですから、難しくて当然です。

〝言葉に詰まる〟という表現の通り、本当に苦しいときはどんな言葉も出てこないものです。少し冷静になれてようやく、感情について語れるのです。

感情は心のファッション

感情をコントロールする能力はファッションに似ています。感情とは、自分の心が外部に表れたものだからです。

素材の良い服をセンス良く着こなしていれば人前でも堂々とでき、逆にだらしない服装では気後れして委縮してしまいます。

しかし、絶対的に完璧なファッションが存在しないように、感情にも絶対的な良し悪しはありません。幸せや喜びで飾られた華やかな服でも、自分が望まないままに着ていたとしたら良いファッションとは言えません。

感情をコントロールできないと、自尊感情は落ちる

どんな感情が行動を支配するかによって、自尊感情は高くも低くもなります。だから、感情のコントロールは人生のカギとなるのです。

今の時代は、他人の意見に振り回されず、自分の感情を素直に表現することがもてはやされます。とは言っても、何事も包み隠さず本心を話し、感情の赴くままに怒り、泣けばいいわけではありません。

感情は、「お腹が空いた」「眠い」などと同じように本能の領域で、無意識に感じるものです。空腹だからと過食したり、眠いからと寝すぎても体に悪いように、感情も適度にコントロールできなければなりません。

過度に腹を立てる、感情をまったく表現できないなど、自分の意思通りに気持ちをコントロールできないままだと、自尊感情の構成要素である〝自己制御感〟が落ちてしまいます。

感情を爆発させた後に、ゆううつになる理由

感情のコントロールを可能にするためには、〝感情が生じ、行動に移すまでのメカニズム〟を知ることが大切です。解説していきましょう。

感情がたかぶると、脳は危機を直感します。すると攻撃性の神経伝達物質であるアドレナリンが噴出し、活動性物質のドーパミンが中枢神経に集まります。同時に理性をつかさどる前頭葉はスイッチをオフにします。脳は緊急事態だと認識し、生存を優先するために本能をつかさどる大脳辺縁系を活性化させます。

脳内で起こるこの信号は、すぐさま体に伝達されます。「危険だ！　今、主人が怒っている！　厳戒態勢に入れ！」。信号を受けた体は鼓動を速め、血圧を高めます。こうした体の変化が再び脳に感知されると、脳は危機が来たと判断し、再び体に信号を伝達します。こうして脳が体に働きかけ、体が再び脳に働きかけるという過程が繰り返されるのです。

ここで適切にブレーキをかけなければ、アドレナリンの噴出が最高値に達してドーパミンの活動も極大化します。体の緊張度はますます高まり、爆発すると反射的に声をあらげたり、物を投げつけたりするなどの〝行動化〟(acting out)に出ます。

さらに、脳と体の緊張がピークに達すると、脳は極度の〝うつ〟状態に入ろうとします。脳と体が異常に活性化されたため、休もうとするのです。

人体とは実に不思議なもので、極度の興奮状態が続くと、脳は自分の身を守ろうと、すぐさまアドレナリンの分泌を中断します。このとき、人間は無気力感、無能感、自責感を感じます。

子どもを叱りつけた親がその後で自分を責める、配偶者に八つ当たりするなどの行動もこうした理由からです。これは感情ではなく、脳が作り上げた安全装置のようなもので、人間の脳は興奮期の後にはゆううつ期が訪れるように進化してきました。種の生存のために必須の本能なのです。

感情コントロールができない人の「3つ」のパターン

このように、人間の脳と体は、生きていくために感情を絶えずコントロールしています。しかし、感情の調節がうまくできない人も少なくなく、分類すると次の3パターンに分かれます。

1つ目は、〝行動化〟が習慣になった人です。脳が興奮すると同時に手足や声帯まで興奮するような人です。

感情がたかぶると脳のもっとも深い所にある扁桃体（感情中枢）が過剰に刺激され、体はその刺激を分散させようと行動します。つまり本人が意識していないのに体が動くというわけです。

問題は、この体の動きが過激なときです。人を威圧する、自分自身または他人を傷つけるなどの行動が習慣になると恐ろしい結果を招きます。

一方で、この仕組みを利用することもできます。感情がたかぶったときに体を動かすのです。すると、小脳が活性化されて感情中枢は安定を取り戻します。深呼吸をしたり、山に登って叫んだりすると気持ちが落ち着くのもそのためです。

2つ目は、過去の傷が癒えていない人です。私たちの過去の記録は、脳で記憶をつかさどる領域「海馬」の情報倉庫に蓄積されていきます。ところが、この海馬が感情中枢である扁桃体と隣り合っているため、記憶と感情が常にリンクするのです。

したがって、過去の傷が癒えていない人たちは、過去の感情もそのままの状態のため、ちょっとしたストレスでも敏感に反応してしまいます。過去に恐怖を感じて心に傷を負った人ほど不安を感じやすいのにはこうした理由があります。

3つ目は、ネガティブな感情を認めない人です。彼らは怒りや憎しみ、悲しみなどネガティブな感情を可能な限り表に出しません。感情がないのではなく、感情をもつことを弱い行動だと考え、拒否しているのです。

母親だからつらくても我慢すべきと思っている新米ママ、自分が選んだ道だから簡単に諦めてはいけないと思っている新入社員、試験合格に向けて何が何でも勉強にまい進すべきと思っている受験生などによく見受けられます。ネガティブな感情が湧くのはごく自然なことですから、そうなった自分を責めるのは、人間の本能を否定しているのと同じです。

彼らは、抑圧と爆発を繰り返します。恋人が遅刻したときに腹が立っても、「別に怒っていないけど、どうして遅刻したの?」と感情を無理に抑え込みます。鼓動が速くなったり、涙が出たりして体は必死に信号を送るのですが、その信号を無視します。そして、我慢の限界が来た途端に感情を爆発させ、結局は、自分も相手も傷つけてしまうのです。

感情をコントロールできる人は、何をしているのか?

一方で、感情をうまくコントロールできている人たちは、自分が今どんな感情をどれだけ感じていて、それが自分にどう影響しているかを認識しています。また、その感情が目の前の出来事だけが原因ではないことも知っています。

たとえば、会社の部下の言動にカチンと来ても、その怒りの本当の原因は何か、さらにはその日の自分のコンディションや状況までもが合算された怒りであることを認識できているのです。

ですから、彼らは感情がたかぶったときにとっさに行動したりしません。重要な決定や約束事もせず、感情の波が過ぎ去った後で行動します。人から見ると感情を抑え込んでいるように見えますが、実際は「意図的に何もせずにいた」というのが正しいのです。

厳密に言うと、彼らも感情がたかぶれば間違いなく行動はしています。ただそれは声をあらげるなどではなく、深呼吸をしたり、席を外したりするなど、はた目にはわかりにくい行動であるだけです。

誰しも興奮するときはあります。それを、他人にわかるように爆発させるか、または爆発させないようにうまくコントロールできるか、その表し方の差があるだけです。

自尊感情を高めるために
今日すべきこと

感情日記をつける

感情をコントロールするためには、まず自分の感情を直視しなければなりません。

次のように、朝から晩までの出来事を1つひとつ思い出し、そのつど湧き上がった感情を書き記しましょう。そして、その日の感情をまとめてみるのです。

私はこれを“感情日記”と呼んでいます。感情日記では、文末を必ず感嘆符「！」で終わらせてください。ふつうに書くと感情がよりたかぶって「なぜ私はそんなことを感じたのだろうか？」といった悔しさや非難、ゆううつな気持ちが湧き、ネガティブになってしまうからです。

・今日の出来事と感情を書き出す

・朝から課長に怒られて、悔しくてムカついた。
・家に帰ったら夫がイライラしていて虚しかった。ベッドに入ったら涙が出てきた。自分の人生があわれに感じて悲しくなった。

・まとめ

・なぜこんなに苦しまなくちゃいけないの？（×）
・今日はあれこれと悔しい1日だったんだな！（○）

2 「怒り」や「不安」で頭がいっぱいになったら

感情とは電力のようなものです。生きていくうえで必ず必要ですが、適切に扱わないと感電する危険性もあります。

感情を適切に扱うためには、私たちが日常で感じるさまざまな感情を識別することが重要です。それぞれの感情の特徴や共通点、違いを知り、今の自分の感情を理解する必要があります。

理性的に考えると、脳は落ち着く

幸いにも、人間は感情の多くに名前を与えています。感情の名前が重要である理由は、

〝名前を挙げる能力〟が理性的な能力だからです。前項でも述べたように、感情がたかぶると、脳のもっとも深いところにある辺縁系に全体の機能が集中します。このとき、理性をつかさどる領域である前頭葉はほとんど機能を果たしません。こうなると一度集中した機能を再び脳内の各部位に分散させないと、たかぶった感情の脳から抜け出せません。

そこで「感情カード」を用いたゲームで、今の自分の感情を理性的に洞察することが有効です。これは、今の自分の感情にもっとも近い感情カードを選ぶという、とてもシンプルなゲームです。しばしば私も、カウンセリングに訪れた患者に感情カードを用いますが、気持ちを落ち着かせるためにとても良い方法です。

感情カードの一例

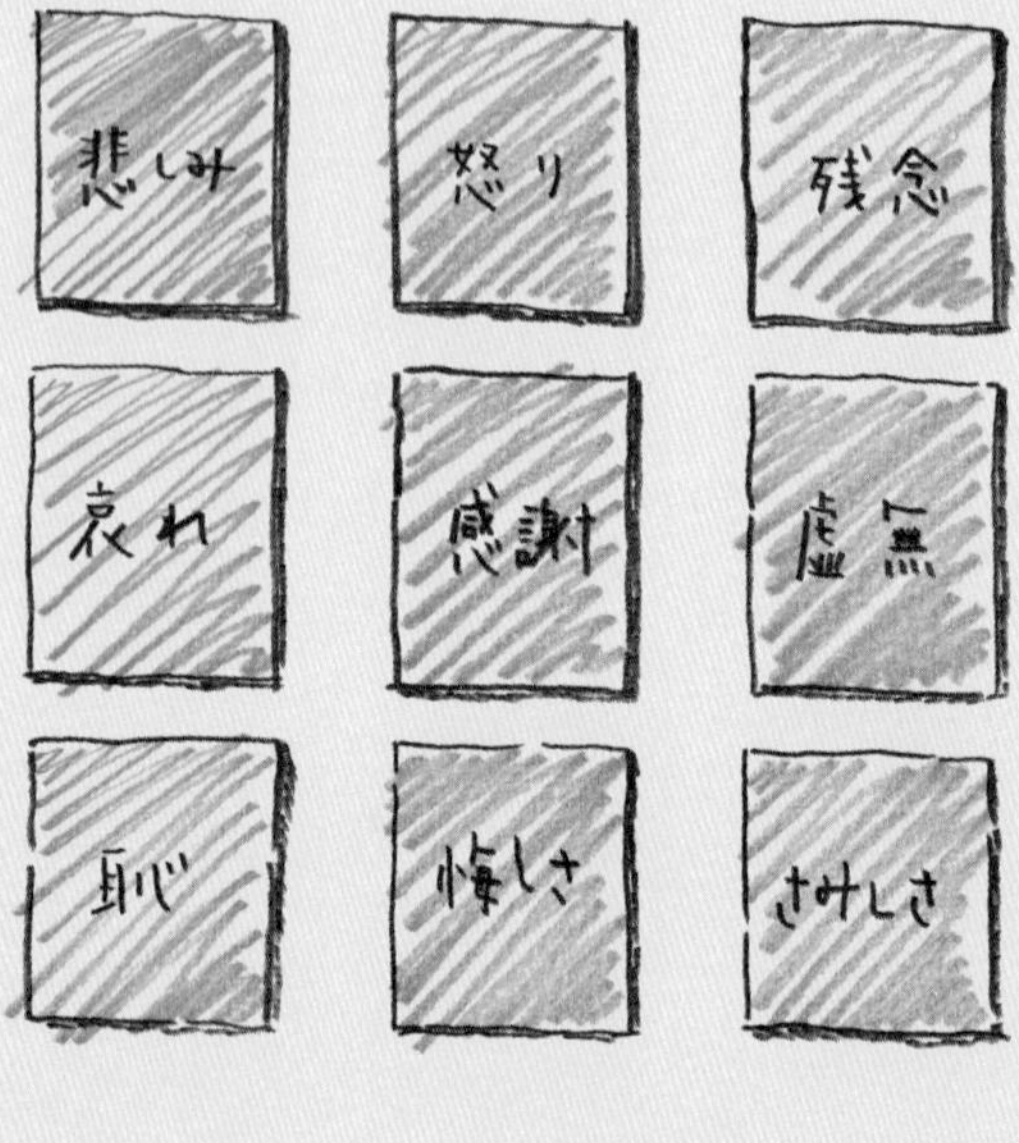

郵便はがき

料金受取人払郵便

渋谷局承認

2087

差出有効期間
2025年12月
31日まで
※切手を貼らずに
お出しください

150-8790

130

〈受取人〉
東京都渋谷区
神宮前 6-12-17
株式会社ダイヤモンド社
「愛読者クラブ」行

本書をご購入くださり、誠にありがとうございます。
今後の企画の参考とさせていただきますので、表裏面の項目について選択・ご記入いただければ幸いです。

ご感想等はウェブでも受付中です（抽選で書籍プレゼントあり）▶

年齢	（　　　）歳	性別	男性 ／ 女性 ／ その他
お住まいの地域	（　　　）都道府県　（　　　）市区町村		
職業	会社員　経営者　公務員　教員・研究者　学生　主婦 自営業　無職　その他（　　　）		
業種	製造　インフラ関連　金融・保険　不動産・ゼネコン　商社・卸売 小売・外食・サービス　運輸　情報通信　マスコミ　教育 医療・福祉　公務　その他（　　　）		

①本書をお買い上げいただいた理由は？
（新聞や雑誌で知って・タイトルにひかれて・著者や内容に興味がある　など）

②本書についての感想、ご意見などをお聞かせください
（よかったところ、悪かったところ・タイトル・著者・カバーデザイン・価格　など）

③本書のなかで一番よかったところ、心に残ったひと言など

④最近読んで、よかった本・雑誌・記事・HPなどを教えてください

⑤「こんな本があったら絶対に買う」というものがありましたら（解決したい悩みや、解消したい問題など）

⑥あなたのご意見・ご感想を、広告などの書籍のPRに使用してもよろしいですか？

1　可　　2　不可

※ご協力ありがとうございました。

感情から抜け出す「5つの分類」ワーク

感情にとらわれた脳から抜け出す方法を、もう1つ紹介しましょう。それは「認知行動科学」を活用したテクニックです。

認知行動療法とは、ある〝状況〟に出くわしたときに、私たちがその状況をどう〝認知〟して、それが〝感情〟と〝行動〟にどんな影響を与えるのかに着目した心の治療法です。

私はそれを、日常にも生かしています。

たとえば、私は一度感情が揺らぐと不眠になりやすいことに悩んでいました。ある晩、家族が寝静まっても眠れずに一人でぼんやりしていたときに、認知行動療法のことを思い出し、やってみることにしました。

私は夜眠れない。この〝行動〟を誘発している感情とは？

そう考えていたら動悸がして、呼吸も浅くなりました。その〝感情〟とは不安でした。

では、なぜ不安なのかを考えてみたら、「自分は良い父親になれるだろうか？」という〝考え〟にとらわれていることに気づきました。この考えを生み出した〝状況〟を考えてみると、数日前に、妻から妊娠を告げられたことが思い当たりました。

このように、状況が考え（認知）を生み、考えが感情を、感情が行動を生んでいるのです。今抱えている感情を、認知行動療法の原則に従って〝状況〟〝認知〟〝感情〟〝行動〟の4種類に整理すると感情は一定の平穏を取り戻します（私はこの4種類にもう1つ追加して〝身体反応〟までを含めた5種類に分類しています）。

分類して考えることは理性的思考の領域です。こうすると感情に集中していた脳の活動が理性の領域に分散され、感情にとらわれた状態から抜け出すことができます。また、問題を把握し、対策を立てられるようになります。

状況：妻が妊娠した
認知：私は良い父親になれるだろうか？
感情：不安、焦り
行動：夜中に目が覚めて起きる
身体反応：不眠、動悸がする
対策：良い父親になるための具体的な方法を考えてみる

感情のコントロールが難しい特別なパターン

このように状況、認知、行動、身体反応を感情と切り離してそれぞれ考えると、自分が何が原因で悩んでいるのか理由が把握できるため心が落ち着きます。同時に具体的な対策を立てられるのも良いことです。

しかし、この方法が通じないときもあります。心の傷が深すぎる場合と、悩みの期間が長引いてしまっている場合です。

そんな人は、5つに分類する気力さえ湧かないものです。感情の中枢と記憶の中枢が混乱していて、悲しいと思えば悲しかった記憶が思い出され、腹が立てば腹が立った記憶が思い出される状況です。ネガティブな記憶だけが思い出されるため、ネガティブな感情しか湧かずに悪循環に陥っているのです。

さらに、ストレスが過度になると、過去、現在、未来を混同し、自分の状態と他人の状態の区別すらつかなくなってしまいます。過去につらい出来事が起こったという事実に対し、「この先もこんなことが起きるかもしれない」と不安が未来にまで拡大され、さらには「自分はダメだ」という思いが「自分はまわりからバカにされている」という考えにまで拡大されます。

ここまでの状況には至らなくとも、次のような場合も、感情コントロールが困難になりやすくなります。

●家族についての感情を抱えている場合

家族のことは自分のことと混同しがちです。親の悪口を言われて腹が立つなどがその例です。また、家族の感情を自分の感情と錯覚したり、家族も自分と同じ気持ちだろうと錯覚したりもします。こうした家族に関する感情は、大きくなればなるほどコントロールが難しくなる傾向にあります。

●酒を飲んだ場合

飲酒をすると、理性や遂行能力の領域である前頭葉の働きが鈍くなり、本能や感情をつかさどる大脳辺縁系の働きが活発化します。そうなると過去の感情を現在のものだと勘違いしたり、他人の行動と自分の行動との区別がつかず、言い争いを引き起こします。

●空腹、睡眠不足の場合

このとき、体は危機的状況だと認識しています。食事と睡眠は脳のもっとも深いところにある視床下部がつかさどっていますが、長時間にわたり睡眠が不足したり、血糖が供給されないと、脳は不安な状態になります。感情と理性は消え去り、生存本能だけが残るのです。その結果、キレやすくなったり暴食反応につながります。

●恋に落ちている場合

恋愛中も理性が麻痺しています。酒に酔っている状態と似ていると考えればいいでしょう。

子育て中の母親の中には、子どもを愛しているのに子どもへの感情コントロールができないと訴える人がいますが、それも実は愛しているがゆえに調節が難しいのです。

●自分と似ている状況に接した場合

同情や哀れみといった感情はのめり込みやすく、行動までおかしくしてしまいます。身近な友人や同僚が自分と似た状況に陥ったときに放っておけないのは、背景にこうした感情があるからです。このような状況になったときは、感情コントロールが難しい状況にあるのだと認めたほうがいいでしょう。

これらの場合、「こんなときこそ自分の感情をコントロールしなければ」と誤って考える人も多いのですが、それは簡単ではありません。自制できない自分に、かえって幻滅してしまうことにもなりかねません。

感情は100パーセントコントロールできると思わず、半分ぐらいコントロールできれば成功だと受け止めればいいでしょう。

自尊感情を高めるために
今日すべきこと

考え・行動・感情・身体反応に切り分ける練習

今日感じた感情について、思い出されることの1つを次のように分類してみましょう。以下は「職場の上司にミスを指摘された場合」の例です。

・【認知】自分をどんな人間だと考えたか？

使えない人間。クビになってしまうかもしれない。

・【感情】そのとき、どんな感情だったか？

悔しい、恥ずかしい。

・【身体反応】どんな身体反応があったか？

心臓がドキドキして顔が赤くなった。

・【行動】どんな行動を取ったのか、これからどう行動したいか？

やけ食いをした。

今後は気分がもやもやするときは、友達とコーヒーを飲みながらおしゃべりをして解消したい。

3 あなたを苦しめる「核心感情」を知ろう

怒りや不安などのほかにコントロールの難しい感情として、羞恥心《しゅうち》、虚しさ、両価感情（アンビバレンス）があります。ここでは、それぞれについて解説していきます。まずは「羞恥心」からです。

以前、ある売れっ子コメディアンが電撃引退を発表しました。楽屋でメイクをしていたとき、急に「うちの子どもが自分の姿を見たらどう思うんだろう」「いつまでこんな仕事を続けられるのか」という思いが押し寄せてきて恥ずかしくなったのだそうです。どんなに人気があっても、お金を稼げても、羞恥心を感じる毎日には耐えられません。結局、彼は舞台上で以前のように自由に演じられなくなり引退してしまいました。今は別の道を歩んでいます。

恥ずかしいという感情は、蜂《はち》の巣に似ています。下手に触ると、封印していた怒りや劣等感、心の傷が瞬時に飛び出します。雑に扱うと痛い目を見ます。

ベテランのコメディアンでさえ、一度羞恥心を感じると感情をコントロールできなくなります。照れ臭さや羞恥心を感じて堂々とできる人はまずいません。

「恥ずかしい」を引き起こす3つの思い込み

羞恥心は「自分がまわりからおかしな存在だと見なされている」という、他人の視線を意識することから始まります。

この感情は集団生活が生み出したものだと私は考えています。口では「人の目なんか気にしない」と言いながらも、インターネットのコメント欄やＳＮＳに影響を受けるのは、それと同じことです。

私たちが羞恥心を感じるのは、３つの「認知バイアス（＝思い込み）」が関係しています。

第一に「自分はみんなから注目されている」という思い込みです。たとえば集合写真を想像してみてください。なぜか自分だけがいつも目を閉じている、おかしな表情をしていると感じることがありませんか？　しかし実際は、ほかの人も自分の姿だけを気にしているものです。ほとんどの人は、あなたの表情になど関心すらありません。

2つ目は、「自分の姿・行動だけひどく劣っている」という思い込みです。完璧主義者でなくても、たいていは自分の行動に厳しいものです。しかし、他人の行動や変化にはそれほど気づきません。気づいても「へえ、そうなんだ」程度にしか思わないのが一般的です。自分が自分を評価するほどの厳格な物差しでは、他人のことは見ていないものです。

そして最後に、「他人がいつまでもこの瞬間を覚えている」という思い込みです。誰かに陰口をたたかれたら、その事実を聞いた人は大きな憤りを覚えます。侮辱された、裏切られたと、いつまでも心中穏やかではありません。

しかし、それは陰口好きな人たちにとって、ちょっとしたオヤツみたいなもので、彼らは別の対象を見つけるとすぐさまそちらに関心が移ります。

この3つが示すように、人間は最初から他人にはそれほど関心がありません。

「虚しさ」を埋めようとすれば泥沼にはまる

ここまで論じてきた「羞恥心」とは、他人の評価、視線、期間など、さまざまな思いや要素が絡み合った複雑な感情でもあります。

この羞恥心とは逆に、心がうつろになる感情の1つに虚しさがあります。何もない感覚、楽しいこともなく恥ずかしいこともない、虚無の感情です。

多くの人たちは空虚な感情を抱くと〝虚しい〟と受け止めます。深い傷を負い、すべてを忘れたいと思っても、いざ虚無の状況になるとつらいと感じるのです。

人間はさまざまな目標を掲げますが、感情の目標は具体化されない場合が多く、ぼんやりと「今よりマシな感情になりたい」と考えるだけです。したがって無意識下では虚無の感情を望んでいたとしても、いざ本当にそうなったときには自分が目標にしていた感情に到達したことに気づけないのです。

そうなると虚無の感情は、拒絶されるか否定的に受け止められ、ネガティブな行動を引き起こします。虚しさは心の真空状態であり、この空っぽの空間を埋めようと慌てて別の行動をするわけです。

たとえば、虚しさを埋めるために手っ取り早い恋愛に手を出す人もいます。それではんの一時的にはその穴を埋められますが、望まない恋愛による束縛や別れなど別の問題が生まれるのは避けられません。虚しさを急いで消そうとする行動は後悔につながりやすいのです。

また、この過程を繰り返すと、頭の中で虚しさと否定的な行動が1つに結び付いてしまいます。恋愛で虚しさを埋める人の場合は、虚しさを苦しい恋愛と同一視するようになり、虚しいという感情は悪者だと認識されるようになるのです。

「愛しいのに憎い」両価感情（アンビバレンス）とは？

ときには、相反する感情が交互に訪れることがあります。愛しているのに憎くもあるとか、酒を飲みたくないのに飲みたいなど、これを両価感情（アンビバレンス）と呼びます。アンビバレンスは、特に恋愛の悩み相談でよく見られます。「この人と別れるべきだろうか？」とアドバイスを求められた友人が「情が湧く前に別れたほうがいいよ」と答えたとしましょう。しかし、そう言われた相談者は「でもあの人以上に素敵な人はいない」と態度を一変させます。別れたいのに、でも相手のことは好きだという状態です。

仕方なく友人が「それなら、もう少し付き合ってみれば？」と言うと、今度は「結局どうしろっていうのよ」とぶつぶつ言うのです。

実によくあるやり取りですが、これは本人がつらいだけではなく、まわりの人も疲れさせてしまいます。友人は時間を作って悩みに付き合ってくれているのに、結局はそのアドバイスを無視して好き勝手に行動してしまうからです。万が一うまくいったとしても、友人への感謝もありません。本人も、相反する感情の間で右往左往してエネルギーを消耗してしまいます。

こうしたアンビバレンスの状態もまた、コントロールが難しい感情の1つです。

自分の「核心感情」を知ろう

ここまで、コントロールが難しい3つの感情——複雑な感情である〝羞恥心〟、その対極にある〝虚しさ〟、相反する感情を行き来する〝アンビバレンス〟について述べてきました。

もし、この本を読んでいるあなたが今、感情のコントロールに悩んでいるのであれば、この3つの感情のどれか、あるいはそれ以外の感情が噴出しているのかもしれません。

実は、人によって噴出しやすい感情があります。これを心理学では「核心感情（core emotion）」と呼びます。たとえば、「羞恥心」が核心感情の人は、ただ一瞬目が合っただけでも鼻で笑われたと感じてしまうように、恥をかくことにやたらと神経質になっています。

ぜひ、あなたの核心感情が何かを考えてみてください。すでに述べたように、感情をコントロールするには、その感情が何であるかを認識することから始まります。悔しさ、怒り、羞恥心など、核心感情は人によって違います。そして1つだけではなく、必ず複数あるものです。

その解決策もさまざまです。自分の核心感情を認識するだけで解決できる場合もあれば、それ以外の方法で解決する場合もあります。1つの核心感情をうまくコントロールできると、ほかの感情コントロールにも生きてきます。

自尊感情を高めるために
今日すべきこと

自分の核心感情を考えてみる

自分の核心感情を知るのはとても良いことです。その感情を感じるたびに「ああ、今日も私の核心感情である○○が爆発したのだな」と認識できるからです。

自分の感情を認識できないと、「なぜ私はこうなんだろう」という疑念から、自分を責めてしまうようになります。ただ単に「私の核心感情が今日も爆発したんだな」と気づけばいいのです。「なぜ」と自分を責めると傷つきやすいですが、「気づき」は自らの感情を筋道立てて考えて、次の行動に移す力をくれます。

このとき、注意すべきことがあります。自尊感情が低い人の場合、「私の核心感情は本当に羞恥心なのだろうか？」と疑問を投げかけてしまいがちです。これは無駄にエネルギーを消耗してしまいます。

核心感情はいくつもあり、日によって変化もします。核心感情が定まっていない場合もあります。

ですから、核心感情を必ず見つけなければと意気込む必要はありません。リラックスし、「私の核心感情は何だろうか? 」と考えてみるだけで大丈夫です。それだけで私たちの脳はほんの少し健康になれます。

4

「熱い感情」の扱い方
——怒り、憎しみ、同情心、好感

ここでは感情を温度で分類して、その特性を1つずつ見ていきます。自分の感情をどのようにコントロールすればいいのかを知りましょう。

感情は天気のようなものです。晴れの日ばかりではありません。曇りの日もあれば雨の日もあります。気象予報士であっても、その日の天気を変えたり、決めたりすることはできません。彼らができるのは天気を把握し、それに合わせた服装や持ち物などを教えることです。

感情のコントロールもこれに似ています。生じた感情を消すことも、変えることもできません。あなたができるのは、感情を把握し、何をすべきかを考えることです。

しかし、自尊感情が低い人たちは、生じた感情自体に不満をもってしまいます。まるで晴れた日には太陽の眩しさを嫌い、雨が降れば濡れることを嫌うようにです。しかし、その時々の天気に合わせて対処するしかないのです。

そのためにはまず、今自分が感じている感情を把握しましょう。今、雪が降っているのか雨が降っているのかを把握し、その特徴に合わせて対処するのです。

そこで大切なのが「熱い感情」と「冷たい感情」です。自分が今感じている感情が熱い感情なのか、冷たい感情なのかを知ることは、感情コントロールにとても役立ちます。それぞれの特徴を踏まえて適度な距離を保ったり、あるいは熱い感情にとらわれているときに、あえて冷たい感情を入れてバランスを取ったりできます。

まず本項目では、４つの「熱い感情」について特徴を解説していきます。

４つの「熱い感情」とは？

私たちは、幼い頃から感情を抑えるように教わってきました。「泣いたらダメ」「あなたは男の子なんだから我慢しなさい！」などと言われるたびに、悲しみを隠し、痛みを見せないように我慢してきました。近年では、否定的な感情には鈍感であるべきだという強迫観念まで生まれているようです。しかし、自然に湧いてくる感情をどうして無視できましょうか。

幸せになりたいなら、脳内で感情を感じる受容体が正常に働いていなければなりません。すべての感情は、高密度の受容体を通して受け取られます。しかし当然、肯定的な感情だけでなく、否定的な感情も生じます。

このときに否定的な感情を恐れると、脳は感情全般に鈍感になろうとします。すなわち悪い感情をキャッチすることを恐れ、感情の受容体全般が硬くなってしまうのです。感情の起伏が多すぎても問題ですが、感情を恐れすぎて鈍感になってしまうこともまた問題なのです。

否定的な感情の多くは、温度で表すなら〝熱い〟感情です。必ずしも悪いものではありませんが、適切な距離をおくべき感情です。また、自分に向けられたときと他人に向けられたときには、その名が変わることも特徴の1つです。

次の表は、自分と他人に向けられる「熱い感情」を記したものです。もしかすると、あなたが今漠然と抱えている感情がこの中にあるかもしれません。

また、もし今は関係ない場合でも、それぞれの感情が起きたときに「今、○○という感情を感じているのだな」と理性的に理解することができます。ぜひそれぞれがどのような特徴なのかを知っておきましょう。

4つの熱い感情

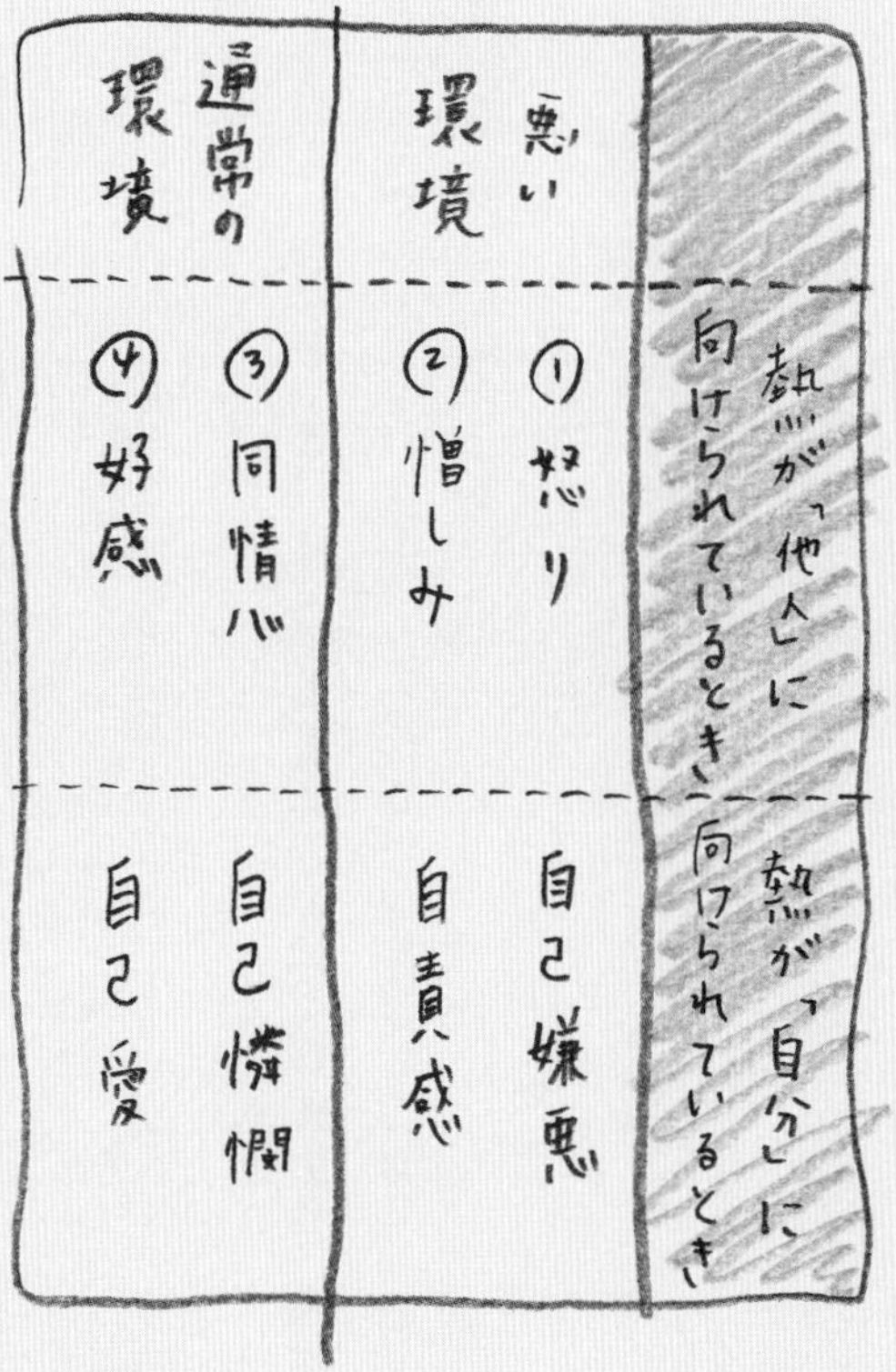
悪い環境
通常の環境
熱が「他人」に向けられているとき
①怒り
②憎しみ
③同情心
④好感
熱が「自分」に向けられているとき
自己嫌悪
自責感
自己憐憫
自己愛

①怒りと自己嫌悪

「怒り」は炎のような熱い感情です。触れるだけでやけどするため、人は自分の怒りを振り払おうと努力します。長い間抱えていると、心だけではなく体までダメージを負ってしまうからです。

怒りは、自分の周辺も一瞬で炎に包み込みます。だから、怒っている人がいると避けたり、その火を消そうと努めます。

怒りを感じやすい人の中には、自己嫌悪からくる自分への怒りを、他者への怒りと混同しているケースが多く見られます。一人でいるときは自らに対して感じる怒りを、家族といれば家族に対してぶつけるのです。

あなたが怒りを感じやすいタイプであれば、その方向をよく確認しなければなりません。怒りの対象は外に向いているけれど、本当の原因は自己嫌悪なのかもしれません。「自分が怒りを感じたのはいつだったか」「これは本当に相手に腹を立てるべきことなのか。自分への怒りではないのか」など、ゆっくりと内省することが怒りを鎮める最初の関門です。

②憎しみと自責感

「憎しみ」は怒りほど高温ではありませんが、怒りと同じく危険な感情に属します。あまりに長時間抱き続けると、低温やけどをしかねません。

生きていれば、必ず嫌いな人に出会います。自分の家族でさえ憎くて顔も見たくないときもあるのですから、他人はなおさらでしょう。

このとき、憎しみの感情を無理に我慢するのは、自分の感情を抑圧することになり、未熟な防衛機制（→269ページ参照）が生まれます。〝いい子症候群〟〝親孝行病〟など、誰にでも親切にしなければならないという強迫観念にとらわれている人たちがそれにあたります。

また、自分へ憎しみを抱くと「自責感」となり、これも未熟な防衛機制に属します。何か言われる前から「他人に責められるかもしれない」と恐れ、あらかじめ自分を責めておくことで保護しているようなものです。

たとえば、子どもがつらい経験を強いられている最中に、親が「私がダメだからだ。私なんか死んだほうがまし」と自分を責めていたらどうでしょうか。慰めになるどころか、むしろ子どもの感情を逆なでし、喧嘩の糸口になりかねません。

③同情心と自己憐憫《れんびん》

「同情心」とは、他者を哀れに思う心です。怒りや憎しみと違い、他人の力になりたいという気持ちです。幼い頃から私たちは、この感情を良い感情だと教わってきました。しかしそれは、いつでも良いものとは限りません。

受け入れる準備ができていない人に対して同情心を向けると、葛藤を招くことがあります。どんな人でも人前では堂々としていたいと思い、ときには一目置かれたいとも思っているものです。多少苦しんだとしても誰かの世話になるのを嫌います。むしろ気づかずに通り過ぎてくれたほうが自分の自尊感情を守れるとも考えています。そんな人に同情心を向けると、相手が傷つきかねません。

一方で、自分のことを哀れだと思い、同情する心を自己憐憫といいます。それがエスカレートすると、自分を被害者だと認識します。

自己憐憫の人は、他人の同情心を刺激しやすいという特徴があります。おかげで相手の懐に入り込みやすく、助けてもらえもします。しかし、助けてもらえる分だけ自己憐憫から抜け出すことも難しくなるのです。相手が時々投げかける同情心やその記憶にとらわれ、自己憐憫から抜け出すこと自体を恐れます。親が同情しすぎて独立できない子どもや、夫婦や恋人間に起こる「かわいそうだから一緒にいてあげたい」と思うようなケースです。だから、同情心と自己憐憫のカップルには限界があります。同情心でどんなに助けても、相手が自己憐憫の感情にとらわれたままなら、結局は同情するほうが傷ついてしまうからです。

④好感と自己愛

否定的な感情ではありませんが、「好感」や「愛」も熱い感情にあたります。

「好感をもつ」とは、関心があるという意味です。脳は集中を好み、それを追求するようにできています。

つまり愛とは、脳が集中する対象を発見したということです。好感が生まれると、その対象がどこに住んでいるのか、何の仕事をしているのかなど、あれこれと気になり始めます。好感、すなわち関心をもつことから愛が始まり、愛が冷めると関心もなくなるのです。配偶者に浮気されて裏切られたと感じる理由も、自分ではなく別の存在に〝集中〟したと考えるからです。

「自己愛がある」という言葉は、自分自身に好感をもっているという意味です。自分を愛している人は、自分は何が好きなのか、何を求めているのかなどに関心があります。これがエスカレートするとナルシシズムになり、ただ〝自分が好きなこと〟にのみ集中します。自分に向けられた利己的な愛です。

これら好感の感情が問題になるのは、好きになってはいけない人に愛情を抱いてしまうケースです。その代表例が、いわゆる不倫です。

このとき、好意を抑えるのが最善策ですが、感情は思い通りになりません。気持ちをほかに向けるよう努力が必要になります。できるだけ顔を合わせないようにして、脳を集中から遠ざけてやると感情も収まってきます。

一方で、好感をもてずに悩むこともあります。家族、特に配偶者を愛する気持ちが湧いてこない場合です。このようなときには、関心や集中で感情をコントロールしないといけません。配偶者へ四六時中愛を注ぐことができなくても、いろいろな面で関心をもたなければなりません。「ご飯食べた？」「何してるの？」などと自分の関心の一部を配偶者にも表現すべきです。

一人の人間に集中できる総量が100ならば、この中の30くらいの関心を配偶者に割り当てられれば関係改善の余地が生まれます。だからといって、瞬時に愛が湧き出すわけではありませんが、憎しみや怒りに取りつかれているときよりも、ずっと平和的な関係を維持できるでしょう。

いつでも自分に不満を感じている場合も同じです。一度に自分を好きになろうとせず、段階を踏むのが賢明です。自分が何を考え、何が好きで嫌いなのか、どんな状況で不満を感じ、何をしているときに幸せなのか、どんなプレゼントをもらいたいのかなどについて、少しずつ自分に〝集中〟し、関心をもっていきましょう。

自尊感情を高めるために
今日すべきこと

自分に関心をもつ

自尊感情が落ちている人の多くは、他人のことしか話しません。他人の視線ばかり意識し、本来関心をもつべき自分への愛情が少なくなっています。

これを変えたいなら、まずは自分に関心をもつべきです。以下のような項目に答えるかたちで、これまでの人生や今の自分について振り返るといいでしょう。誰よりもまず自分のことを隅々まで知るべきです。

- 私が生まれた場所
- 私の家族
- 私と家族の関係
- 私の学生時代
- 私の現在の生活
- 思い浮かべると気分のいいもの、悪いもの
- 好きな人たち、その特徴
- 私の好きなところ、嫌いなところ
- 夢（ないならば以前抱いていた夢）
- 私のなりたい人間像

5

「冷たい感情」の扱い方
――失望、無視、シニカル、無関心

世の中には必要以上にシニカル（冷笑的、嘲笑的）だったり、冷たい人たちがいます。こうした冷たい感情には、マイナスなイメージがありますが、絶対に必要な感情です。世の中に正しい感情、正しくない感情というものはありません。その感情があまりにも強く出そうになったら、上手に防ぎさえすればいいのです。

瞬時に感情が冷めてしまう人には、それだけの理由があります。また、そのおかげで得ることもあります。ただし、あまりに冷たいと凍傷しかねません。冷えすぎないように防御しながら、自然に感情が消えていくのを待たなければなりません。

4つの「冷たい感情」とは？

過去、私にもクールになろうと努力した時期がありました。思春期のある日、私は「自分は情に厚すぎて損をしている。今日からクールに生きよう」と心に決めました。以降、その決心を曲げることなく20年が過ぎましたが、それでもよく泣き、よく赤面するので、自分ではまだまだクールになり切れていないと思っていました。しかし、いつしか私は、人から「冷たい」と言われるようになりました。私の言葉に涙を見せる人もいたし、冷たい印象から近づきがたいと言われたこともありました。

「これはまずい」と思い、鏡を見て笑う練習をしたり、心をやわらげようと詩集を読んでみたりしましたが、時すでに遅し。硬い表情、シニカルな言葉遣いは、いつの間にか私の癖になっていたのです。なぜそんな決心をしたのか後悔しました。クールにはなれましたが、私の判断は明らかに間違いだったのです。

もちろん、人生には冷たくならざるを得ないときもあります。冷たい感情が必ずしも悪いことばかりではありません。しかし冷たさが過ぎると、トラブルが生じます。

突然テンションが下がったり、簡単に冷めてしまう人たちの感情は次に紹介するようなものです。

4つの冷たい感情

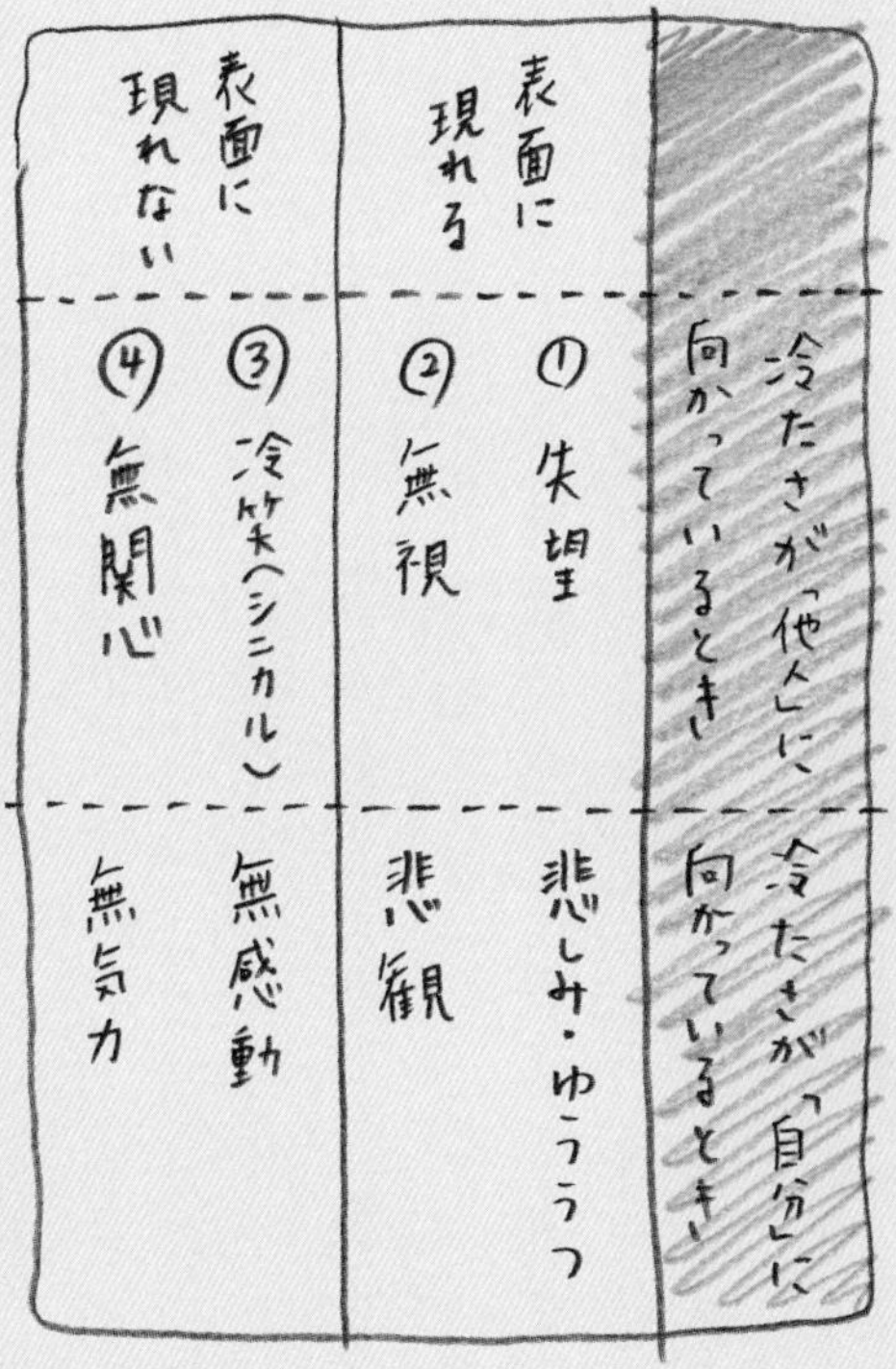
冷たさが「他人」に向かっているとき
冷たさが「自分」に向かっているとき
表面に現れる
表面に現れない
①失望
②無視
③冷笑(シニカル)
④無関心
悲しみ・ゆううつ
悲観
無感動
無気力

①失望と悲しみ・ゆううつ

失望とは、期待が満たされないときに主に起きる感情です。つまり、「失望した、がっかりした」という言葉は、「期待していたのに」という想いの裏返しでもあるのです。

何かにつけて失望する人がいます。こんな人たちは、どんなに恵まれていたとしても、あらゆることに失望します。失望する方法は簡単です。他人よりも期待値を高く掲げたり、結局いつも失望することになると考えればいいのです。いいことがあっても「なんで幸運なんか訪れたんだろう。結局がっかりするのに」というひと言だけで、いつでも失望できます。

一方、他人を失望させる人もいます。悪意からではなく、善意から失望させる人も少なくありません。彼らは、後で大きく失望させないようにと、小さな失望を小出しに投げかけます。本来の自分がバレてしまったときに備え、先にがっかりする面を見せておく恋人などがそれにあたります。

失望し続けると、悲しみが生まれます。悲しみを何度も繰り返すと、ゆううつになります。気分が落ちて、意欲もなくなり、エネルギーまで枯渇します。

そうならないための対処法は簡単です。失望する原因と正反対の行動を取ればいいのです。つまり、期待値を低くするとか、未来を考えすぎないなどの方法です。

②無視と悲観

〝無視〟という言葉には〝見ないふりをする、放置する（neglect of consequence）〟、〝低く評価する（low-esteem）〟という2つの意味があります。

厳密に言うと、「無視された」という表現は感情よりも考えに近いです。しかし多くの人が「無視された」と感じると同時に感情が爆発しますから、「無視された」という気持ちを感情に含めてもあながち間違いではないと思います。誰であれ相手に無視されたと感じたら攻撃的になってしまいます。

この「無視」という感情が自分に向けられていることは大変不幸なことで、自尊感情も低くなりがちです。自分を見下したり、関心がもてなくなれば、自らを尊重することなんてできません。この状態が長く続くと、自分に関するあらゆることを悲観的に受け止めてしまい、結果として世の中すべてを否定的に見るようになってしまいます。

③シニカル（冷笑的、嘲笑的）と無感動

社会状況のせいか、シニカルな人が多いように思います。彼らの特徴は無表情、または「どうせそんなことだろうと思っていた」という冷ややかな態度に代表されると思います。シニカルは悪い感情なのでしょうか？　それとも良い感情なのでしょうか？

私の経験ですが、軍隊で訓練を受けていたとき、小隊長に言われた言葉が思い出されます。

「訓練中は理不尽なことを強いられると思います。そんなときはとにかく、ただ笑ってやり過ごしてください」

軍隊という団体生活に面食らっていた私は、経験値の高い小隊長のすすめに従い、訓練期間中はことあるごとに笑うようにしました。教育係による理不尽な追い込みにも、食事のトレイを拭くときにも、シャワー中に水が止まったときにも、奥歯を噛み締めて笑いました。苦笑いでした。

この行動は、思った以上に効果がありました。不本意でも、笑うという行為がやるせない感情を収めてくれたのです。

私は、あのときの苦笑いこそが冷笑だと思っています。冷たくも、あからさまな攻撃ではないシニカルな感情は、はた目にはわかりづらいため、とがめられることもなく心を落ち着かせることもできました。

そうは言っても、これがあまりに長引くと良くありません。楽しくも悲しくもない無感動状態に陥るからです。シニカルな人たちが経験する一種の後遺症が無感動です。ひどく腹を立てることも誰かを憎むこともないためストレスは少ないのですが、それと同じくらいに幸せもなくしてしまいます。

感情が冷めていると心を集中させることが少なくなり、無感動の虚しさに陥ります。

したがって、シニカルな人たちは趣味や恋愛などを通じて、心の温度が凍り付いてしまわないよう、時々温めてやる必要があります。

④無関心と無気力

無関心は、感情の中でもっとも重く、冷え切った感情です。感情が生まれる対象にすら、関心を失ってしまった状態だからです。

私も昔は、身近な人から「他人のことは見て見ぬふりをしなさい。いちいち気にするな」といったアドバイスをよく聞かされました。おせっかいで他人を気にしすぎていた頃の話です。

ところで、いつからか私は無関心をうまくコントロールできるようになっていました。今でも繊細で、他人が気にしないようなことに反応したりはしますが、「無関心であらねば」と意識することで、余計な集中を断てるようになったのです。自分が嫌なことや憎い人のことも気にならなくなったので、とてもいいことでした。

私は「このことに無関心でありたい」という事実を認識し、それをこまめに自分に言い聞かせ続けました。私が望むことは、憎しみや復讐心ではなく、それを意識しない状態であると脳に絶えず教え込んだのです。

すると脳は、私の目に「向こうを見るな！　あの人から離れろ！」と指示しました。その対象が近くにあるときは、反対側に顔を背けました。それでも関心が残っていれば、小説を読みました。小説に没頭していれば、私が嫌いな人や出来事を忘れられました。これが私が編み出した無関心の秘法です。

ところで多くの人たちが、望まないことに気を取られているにもかかわらず、無関心の状態を恐れます。どうやら関心を減らして頭の中をクールな状態にすれば、無気力（意欲のない）状態に陥るのではないかと恐れているようです。

しかしこれは、高熱に浮かされた人が解熱剤を飲んだら低体温になるのではないかと心配するようなもので、まったく的外れです。私たちの脳には温度を一定に保つ自動防御装置があります。

したがって、熱い感情にとらわれているときに、冷たい感情である無関心を投与しても、簡単に無気力になったりしません。むしろ、感情のコントロールに大いに役立つことでしょう。

自尊感情を高めるために
今日すべきこと

心の温度を
調節する行動を探す

ここまで感情を温度で分類してみました。感情のコントロールには、感情を適切に混ぜ合わせることが役に立つという意味からです。腹が立ってヒートアップしているときには冷たい感情を加えてクールダウンさせ、無気力や冷笑的なときは熱い感情を加えて温めてやればいいのです。

友達に会う、ゲームをする、買い物をするなど、私たちが何気なくやっているすべての行動が感情の温度とつながっています。自分が何をすれば感情の温度が上がり、何をすれば低くなるのかを知れば、感情のコントロールはずっと簡単になります。

・私の感情の温度を上げてくれる行動

映画鑑賞、ドラマ鑑賞、好きな芸能人の検索、ジョギング、運動

・私の感情の温度を下げてくれる行動

深呼吸をする、睡眠、ピラティス、過去の恋愛を思い出す、人生で失敗したことを思い出す

第4章を終えて

感情というエネルギーを利用しよう

感情とは、人生における単なる〝エネルギー〟に過ぎません。人生という道を自転車で走っているとすれば、どんな感情に出会うかによって自転車の速度も変わります。

腹が立ったり不安な日にはスピードが上がりますが、そこにシニカルな感情が加わるとペースダウンします。上り坂になれば速度は落ちますし、下り坂になれば加速します。

ところで、自転車は速度だけで動くものではありません。ハンドルをどの方向に動かすのかも重要です。

この判断は理性が行います。感情は重要ですが、絶対的要素ではありません。自分が抱いている感情が何なのかに気づき、適切に対応する方法がわかっていれば、それで十分です。

第 5 章

自尊感情を落とす「心の悪習慣」とは？

1 不安を先取りして挫折してしまう習慣

以前、友人とスポーツバーでサッカーの国際試合を見ていたときのことです。ゲーム序盤、韓国代表がペナルティーキックのチャンスを得るも、失敗に終わりました。相手ゴールキーパーのファインセーブによるものでしたが、出鼻をくじかれた韓国チームには不穏な空気が漂い始めました。

そのとき、一緒に試合を見ていた友人が言いました。「もう負けだ、後は見ても同じだよ。せっかくのチャンスを台無しにしたんだ、絶対負ける！」。

すると彼の予想通り、韓国チームは先制点を許しました。友人は叫びました。「チャンスは生かせないし先制点まで許して、おまけに主力選手も負傷した。3対0か5対0で負けるに決まっている」。そう言って酒をあおりました。

この友人には、以前から良くないことがあると拡大解釈してネガティブに考えてしまう癖がありました。一緒にいると退屈はしないのですが、なんとなく彼のことを気の毒に思っていました。

なぜかといえば、この日の話を例に挙げるなら、韓国代表は後半に2点を押し込んで勝利の歓喜に沸いたのに、友人は酔いつぶれて奇跡の瞬間に立ち会えなかったからです。

あなたのまわりは「挫折の火種」であふれている

「ああ、終わった」と思う瞬間は誰にもあると思います。試験の手ごたえが芳しくなかったとか、仕事でひどく失敗した後など、挙げればきりがありません。

特に最近は、何事にもすぐに「終わった」と心が折れてしまう人が多く見受けられます。確かに、一昔前よりも心が折れやすい時代です。これは若者などの特定の世代に限った話ではありません。社会の情報化、産業化が加速している今、間違いなく文明はストレスを増やすほうに発展しています。

たくさんの試験もその原因の1つです。入試、就職試験、昇進試験など、私たちは日常的にさまざまな資格やステータスを要求され続けています。何をするにも関門が立ちはだかり、挫折を感じる機会もそれだけ多くなっています。

また、試験よりも現代人の心をささくれ立たせているのは愛情不足です。親からの愛情の重要性が叫ばれる昨今、昔ながらの家父長的な家庭で育った大人たちの中には、自分は幼い頃に親の愛情を十分に享受できなかったと感じている人が意外にも多くいます。

彼らは、自らの人間関係の問題を幼い頃の愛情不足のせいだと決めつけています。人間関係にトラブルが起きるたびに、「だから自分は、過敏に反応してしまうのだ」「私の人間関係は終わった」と考えてしまうのです。

こうしたすぐに挫折する習慣は、ストレスへの免疫力を下げます。生きていれば誰しもが経験する別れや失敗でも、すぐに「自分はもうダメだ」「私の人生は終わった」と考えてしまうようになります。その結果、自信を失くしてしまい、自尊感情も落としてしまうのです。

一方で、うまく挫折を避けながら耐えられる人もいます。挫折の爆弾がいっぱいでも、火をつけなければ何事もなく通り抜けられるのです。

「破局化反応」が挫折を引き起こす

さまざまな挫折の火種に〝破局化反応〟という名の燃料を注ぐと、その人はすぐさま火に巻かれ、挫折し、絶望します。

破局化反応とは、簡単に言うと〝もうダメだ、人生終わった〟と考えてしまうことです。ほんの些細な刺激を受けただけでも、死や破産など最悪の状況を想像し、理性が麻痺してしまった状態です。

たとえば、面接試験の直前は誰しも緊張しますが、ここで脳が破局化反応を起こすと、問題は途端に深刻化します。「動悸が収まらない。もう終わった」「全然しゃべれない。この面接はもう落ちた」という思いにとどまらず、「どこにも就職できない自分は恋人にも愛想をつかされるだろう。一人ぼっちだ。親も死んだらいずれ孤独死するだろう」と悪い考えが次々に頭に浮かびます。

誰もが感じる緊張やストレスが、破局化反応と交わることで爆発し、挫折してしまうのです。まだ面接の途中なのに、すでに孤独死に直面しているかのような表情になってしまいます。そんな受験者の評価が良いわけがありません。この受験者の場合は、「面接に落ちたから挫折した」と考えますが、実際は先に挫折してしまったから落ちたようなものです。

漠然とした不安を軽くする方法

破局化反応とは、一種のアレルギーのようなものです。アレルギーなら、原因を避けたり薬を飲んだりして対処できるように、破局化反応も「根本的に自分は何を恐れているのか」を知っていればコントロールできます。

しかし、それを知ることは一筋縄ではいきません。カウンセラーも、患者の不安の訴えに対し、「そうなると、次にどうなりそうですか?」と同じ質問を繰り返し続けて、根気強くそれを探ります。質問と答えのやり取りを続けていくと、その人の根本的な不安が見えてくるのです。

一例としてこんなことがありました。ある日、クリニックを訪れた男性から、「死にたいくらいの不安に苦しんでいる」との相談を受けました。

聞くと彼は、先日、自分が経営する会社の大口の取引先から「決済が遅れそうだ」という連絡を受けたのだそうです。稀にあることですが、その日に限って破局化反応のスイッチが入ってしまったのです。ひどく不安そうな男性に、私は尋ねました。

――それで、この後はどうなりそうですか？

「利息が払えなくなると思います」

――その後はどうなるのですか？

「もし別の取引先も決済が遅れたら、私は借金を返せないでしょう」

――そうなると、次は？

「不渡りが出て、借金取りに追われるでしょう」

――その後はどうなるのですか？

「家庭が崩壊すると思います。まあ、そこまでに至らずとも、家族全員が不幸を私のせいにするでしょう」

――そうなると、どうなりそうですか？

「そうですね……私は一人ぼっちになるんじゃないでしょうか」

――その次は？

「さあ……さみしく孤独死して人生を終えるのではないでしょうか」

ここまで対話を続けたところで、彼は落ち着きを取り戻したように見えました。自分が不安に思っていることが、現在の状況とは直結していないと気づけたからです。

不安の大部分は、このように訪れます。今の状況が問題だというよりも、それを発端にしたさまざまな出来事が連鎖し、いずれ破局につながるのだろうと不安を先取りしていることが問題なのです。

ですから、自分が何に対して心配しているのかわかれば、問題は一気に解決します。ぼんやりと曖昧だった不安を、具体的で現実的な不安に変換できるからです。解決可能な不安なら解決策を立てればいいし、もし解決不可能な不安だったら、不可能なことを認めていさぎよく諦めてしまえばいいのです。

4つの不安「死、破綻、別れ、魅力喪失」

クリニックを訪れる患者が恐れていることは、次の4つに分類されます。

まずは「死」に対する不安です。主にパニック障害や、心気症と診断された人たちは、ある決まった状況下になると動悸が激しくなり、頭の中で破局化反応が起きます。ただ渋滞にはまっているとか、トンネルや山の中にいるだけで、ここで死んでしまうかもしれないという不安に襲われるのです。

2つ目は「破綻」に対する不安です。会社で上司に指摘されただけで「自分はクビにされるかもしれない」と考えたり、一度試験に落ちただけなのに「永遠に合格しないのでは」と考えたりすることです。「いずれ自分は失業して破産してしまうかも」と想像し、取り越し苦労に苦しんでいるのです。

3つ目は「別れ（一人ぼっちになること）」に対する不安です。家族や恋人、友人など、大切な人と喧嘩をするたびに、自分の性格を疑います。この程度で言い争っていては、一生一人で過ごすのではないかと心配しすぎてしまいます。

4つ目は「魅力喪失」に対する不安です。白髪が生えたりシワができたことで大きく落胆します。もうこれ以上若さを享受できない、美しさを失ったという思いから将来に希望をもてなくなるのです。

もしあなたが今、漠然と不安を感じているなら自問してみましょう。恋人との別れで不安が続いているのなら、その先どうなるのか。加齢によって自信をなくしているのなら、これからどんなことが起きるのか、その次はどうなるのかを自分に聞いてみてください。すると、〝自分が本当に恐れていること〟が何なのかがわかるはずです。

自尊感情を高めるために
今日すべきこと

不安の正体をつかむ

不安や恐れを解消する第一の過程は“受け入れる”ことです。“自分はこれまで取り越し苦労をしていただけなのだ”という点を受け入れなければなりません。そのためには、不安の正体をつかむべきです。

「本当は何を恐れているのか」を突き詰めてみましょう。就職活動中の人で「自分はどの会社にも受からないのではないか」と心配しているのなら、「そうなったら、その次はどうなるのか」と自分に聞いてみてください。「親から独立できない」「親に失望される」「友達が離れていく」などの答えが出たら、「だったら次はどうなりそうか？」と繰り返し質問を続けてください。

すると最終的に、自分が何を恐れているかが見えてくるでしょう。不安の正体がわかったら、それを声に出して言うのです。「私が恐れているのは世間に認められないことだったのだなあ」「私が恐れていることは孤独死だったのだなあ」と声に出してみましょう。

こうすることで、破局化反応を回避するための具体案を練ることができます。対策が見つからない場合は、「これは諦めて受け入れるしかない」と開き直ることもできます。

2 やる気が出ないときに原因を探る習慣

無気力の言い表し方はさまざまです。やる気が出ない、だるい、根気がない、意志が弱い、何もしたくない……。

無気力は、自己卑下につながる大きな要因の1つです。誠実で勤勉であることを美徳としてきた農耕文化の名残なのか、現代社会でも無気力はタブーとされます。

しかし、無気力を軽視したり、無気力な人をむやみに非難したりしてはいけません。

無気力症状にかかわる疾病が意外にも多いからです。うつ病や中毒の禁断症状、ホルモン機能の低下なども考えられます。もし2週間以上、無気力の状態が続くようであれば、まずは内科を受診しましょう。無気力の状態を我慢し続けることなく、思わぬ病と結びついている可能性も疑ってみるべきです。

さて、ここでは身体疾患ではない無気力について紹介します。心理学では無気力をどう扱っているのかを見ていきましょう。

失敗が続くと〝無気力の沼〟にはまる

無気力を避けるには、アメが必要です。私たちがやる気を出せるのはアメのおかげです。アメに頼らずに頑張るのも1つの生き方ですが、それではあまりにもストイックすぎますね。

ときに笑いをもたらし、疲労を解消してくれるアメ、すなわち肯定的な見返りがないと、つらい日常を耐えられません。親にとっての子どもの笑顔や成長、会社員にとっての週末旅行などアメの種類はさまざまです。

肯定的な見返りはいわばガソリンです。疲れて意欲を失くしても、新たな力を与えてくれます。一生懸命勉強して成績が上がれば希望が芽生え、そこにひと言でも褒めてもらえたなら、もっと勉強しようとさらなるエネルギーが湧いてきます。

反対に、結果が芳しくないなど、否定的な見返りがあったときは失望して萎えてしまいます。必死に勉強したわりに成績が上がらなかったり、徹夜で作成した企画書への反応がいまいちだったり、時間をかけて選んだプレゼントがまったく喜ばれなかったりしたら、拍子抜けしてやる気を失くしてしまいます。

夫婦関係の回復においても、長年失望が続くと無気力になってしまいます。いざカウンセリングを始めようとしても「先生がやろうとしていることは、私たちもすでに十分努力してきました。これ以上関係が変化するわけがありません」と、すっかりやる気を失ってしまっています。

もちろん、彼らも不仲の初期には希望をもっていたはずです。人によってその程度は違いますが、誰にでも再び関係改善に努める意欲がゴムひものように戻ってくる〝回復力〟(resilience)があるからです。しかし、失望が度重なるとゴムひもは突然伸びきったまま戻らなくなるのです。

一度の失敗でいきなり気力を失う人は滅多にいません。昔から根気という言葉があるくらいですからね。ところが、何度も失敗を味わったり、深く傷ついたりすると、無気力に陥りやすくなります。

結果が出ずに失敗することに慣れてしまう現象を、心理学では〝学習性無力感〟と呼んでいます。どんなに勉強してもいい結果が出なかった学生は、「自分はもう何をやっても無駄だ」と思い、次の試験を受ける前から自分を見限ってしまうのです。

スポーツ競技に目を移すと、戦力は申し分ないのに連敗続きのチームを時々見かけますね。監督がもっとも恐れるのはこの連敗だと言います。負け戦が続くと選手全体が無気力を学習します。「自分たちは負け組だ」という認識が蔓延し、どうせ負けるんだから頑張っても無駄だと意欲も湧かず、練習もおざなりになります。

試合前からすでに敗北を認識しているため、試合中も体が動きません。こうして敗北の経験が積み重なって学習性無力感が強まると、そこから抜け出すのは容易ではありません。

無気力に陥りやすい３つの状況

無気力の要因１：「否定的な見返り」を受け取る

無気力に陥るのは、失敗続きの人だけとは限りません。周囲から憧憬のまなざしを浴びていた人、たとえば難関大学に入学した学生や、し烈な競争を勝ち抜いて大企業に就職した若者、会社の有能なチームリーダーのような人たちも、ある日突然、自信をなくします。ほんの数日前まで精力的に飛び回っていた人が、急に人生の敗北者になったかのように無気力に陥るのです。

これの最たる理由は、前述した「見返り」によるものです。ただし、否定的な見返りです。

見返りにも肯定的なものと否定的なものがあります。昇進や昇給、周囲からの注目や賞賛など、行動の原動力となる気分の良いものが肯定的な見返りです。反対に、否定的な見返りには、失敗、不合格、無関心や冷やかしなどがあります。どんなに肯定的な見返りを受け取ったところで、これらの否定的な見返りを受け取ると、途端に意欲を失います。

たとえば、中年以降に突如人生が虚しく思え、無気力に陥ったというケースがこれに該当します。これまで順調だったのに、病気が発覚したとか、家族間の不和が起こったなど、何か否定的な見返りを受け取っている可能性が高いです。「こんな思いをするために、今まで必死に生きてきたのか？」とすべての意欲を失い、一気に無気力に陥るのです。

無気力の要因2：燃え尽き症候群

まるで〝燃え尽きたように〟意欲を失くしてしまう人たちもいます。燃え尽き症候群と呼ばれる人たちです。この人たちは、見返りの肯定的・否定的にかかわらず意欲を失ってしまうので、はた目には理由がわかりません。

この場合、主に体力が関わっています。どんなにやりがいを感じ、肯定的な見返りを得ていたとしても、体力はもって3〜7年です。アメを手に入れるために自分を枯渇させてしまっていたことに気づいていなかったのです。

したがってこれは、しばらく休むことで解決するケースがほとんどです。可能なら数カ月から1年程度の長期休暇を取るか、それが許されないならせめて週末だけでも完全に休むようにすべきです。体力的につらければ、点滴や栄養剤の力も借りてしっかり休み、きちんと食事を取ることに集中して、生活を立て直すようにします。そうすることで、少しずつ無気力状態から抜け出すことができます。

ところで、ほかの人よりも燃え尽き症候群になりやすい人がチェックすべき項目が2つあります。

1つは睡眠不足です。どんなに意欲的な人でも睡眠不足が3日以上続くと、燃え尽き症候群に陥りやすくなります。

もう1つは、内科的な健康状態です。身体的な問題がある場合、特に甲状腺疾病がある場合は意欲の激しい浮き沈みが見受けられます。病院で血液検査や超音波検査を受けて確認してみてください。

無気力の要因3：不安癖のある人

最後の1つは、心の問題です。普段から不安癖のある人はエネルギーの消耗が早くなり、無気力に陥りやすくなります。何かと取り越し苦労をしたり、頻繁に否定的なことを考えたりしてしまうため、精神的に疲労しやすいのです。

30代までは体力があるので耐えられますが、中年に差し掛かると体がついていきません。できるだけ早いうちにカウンセリングを受けるなどして、不安癖を直すべきです。

無気力のときは「原因」を探ってはいけない

急にやる気を失ったとき、多くの人が立ち止まってその理由を突き止めようとし、徒労に終わります。「なぜ自分はこうなってしまったのか？」「幼い頃の心の傷のせい？」「今の仕事が本当にやりたいことじゃないから？」「自分の性格に問題があるから？」「目標がないから？」などさまざまな考えが浮かびます。

意欲を失くした人の脳は大忙しです。特に右脳が活発に働いています。右脳は深刻な問題、本質的な問題を総合的に思考するからです。結果よりも原因を考え、物事を深読みします。そのため、哲学者や天文学者は右脳が発達していると言われます。

ところが、この「原因を深読みする」ことがやっかいです。深く考えること自体は悪くありませんが、原因探しは無気力を助長させることがあります。

また、次の3つの考えにも注意してください。

まず1つ目が、「意欲を失った原因を取り除けば、再びやる気が出るだろう」と考えることです。意欲の低下や無気力は、転がっていたボールが壁にぶつかって止まったような状態です。壁を取り払っても、ボールが動き出すことはまずありません。

2つ目は、「面白いと思えれば、再び意欲が湧くだろう」という考えです。何かをやっていて楽しさを見出せなくなることはありますが、何事も上達には同じことの反復が必須です。1つの仕事を長年続けている人たちは楽しさだけで働いているのではありません。望まないことも行い、繰り返すことで上達し、その熟練がもたらす安心感が体を動かす意欲になっているのです。

3つ目に、「意欲がないと動けない」という考えがあります。人間は意欲のあるなしにかかわらず、行動し、生活できます。意欲とは行動の必要条件ではありません。また、まず行動することで意欲が湧きもします。車のエンジンが掛からないときに、とりあえず押して動かしてみるとエンジンが掛かるようなものです。

スポーツメーカーや、スポーツ選手が利用する体育館にも行動を促すキャッチコピーが目につきます。ナイキのコピー"Just do it"（行動あるのみ）は有名ですね。あるボクシングジムには"No cry, No complain, Just work"（泣くな、文句を言うな、ただやるだけ）と書かれた横断幕が掛けられていました。行動するためには、必ずしも意欲が先行する必要はないのです。

とにかくまず、動く

フランスの精神科医クリストフ・アンドレはこのように言っています。

「行動しないことは、自尊感情の低い人たちに見られる典型的なパターンである。〝もしこうだったら、こうするのに〟という考え方しかできなくなり、どんどん否定的になる。やがて〝自分がうまくできるわけがない。いっそやらないほうが安全だ〟と回避する気持ちも強まる」

「行動しない」「自分へのダメ出し」「逃げ癖」というトライアングルが、それぞれを増幅させ悪循環を生み出しているというわけです。原因と結果がお互いに悪影響を及ぼし合っているようなものです。

さらにこの場合、たいていは「自分へのダメ出し」や「逃げ癖」がなくなれば再スタートが切れると考えますが、無気力の状態から抜け出したいなら、まずは体を動かすことです。望まなくても、楽しくなくても、意味がわからなくても結構です。外に出て少し歩いてみたり、それが難しければ、その場で体を揺らすだけでもかまいません。

やる気が欲しければ、必要以上に考えることをやめましょう。やるかどうかを悩み続けることこそ問題です。それによって脳は疲れ、疲れた脳は否定的な考えを作り出します。

もちろん初めのうちは、なかなかうまくできないでしょう。そんなときでも、とにかく体を動かすのです。首を左右にゆっくり動かしてみる。手のひらをぶらぶらと振ってみるだけでもいいでしょう。どこからか突然やる気が湧いてくるのを待つのではなく、自分の体を動かしてください。

自尊感情を高めるために
今日すべきこと

ごく軽く動く

人間は毎日一定の睡眠を必要とします。意欲のスイッチをオフにしてこそ眠ることができ、起きるためには再びオンにしてエンジンを掛けなければなりません。

だからといって、最初からオーバーにエンジンをふかす必要はありません。無気力癖を変えたければ、姿勢から変えてみましょう。首をゆっくり回し、背筋を伸ばしてみましょう。気分が随分と良くなるはずです。

その場で意欲が湧くこともありますが、湧かなくてもかまいません。何も考えず、少しずつでもこまめに動いてください。今、本を閉じて、このまま少し散歩してくるのもおすすめです。

3 すぐに人と比べて劣等感を抱く習慣

最近、〝劣爆《ヨルボク》〟すなわち、「劣等感が爆発した」という意味の流行語をネット上でよく見かけます。成功している人に対して、妬んだり腹を立てたりしている人のことをおちょくるときに、若い人たちが使っているようです。

劣等感は誰にでもある

この流行語の通り、劣等感は爆発力が大きい感情です。相手を怒らせたいなら、その人の欠けている部分を列挙し、劣等感を刺激してやれば間違いないでしょう。

私たちは、それぞれが胸の中に劣等感という爆弾を抱えているのかもしれません。部下のほんの些細なひと言が許せない上司など、社会的に成功していて、他人からうらやましがられる地位にいても劣等感でいっぱいの人もいます。

劣等感も1つの感情であり、必ずしも悪いものではありません。自分の足りない部分を認めて補おうと努力するときには、良いエネルギーになることもあるからです。しかし、やはり「自分は人より劣っている」と考える人の自尊感情が高くないのもまた事実です。

まったく欠点ではないのに、本人だけが「人より劣っている」と感じている場合もあります。一例として「自分が田舎の出身だから相手にされないのでは」と悩んでいる学生がいました。この学生はとても魅力的な人でした。自分に対して誤解し、卑下するなんて、とてもやるせないことです。

劣等感を引き起こす3つの考え

1つの感情には、たいてい1つの考えが結びついています。〝いいように利用された〟という考えには〝悔しい〟という感情が結びつくようにです。

そして、劣等感という感情には、〝自分には欠けている面がある(無能感)〟という考えが結びついています。この考え自体は決して悪いものではありません。誰にでも欠けている面はあり、それを認めることで謙遜の気持ちも生まれます。しかし、この考えに、次の2つの「無駄な考え」が加わると劣等感になり、否定的な方向に流れやすくなります。

無駄な考えのその1は、〝自分に足りないものを他人はすべてもっている〟という考えです。「自分にはないもの」と「自分に〝だけ〟ないもの」というのは似ているようでまったく違います。こう考えると、まわりをうがったふうにしか見られなくなります。

無駄な考えのその2は、〝自分だけが著しく劣っている〟という考えです。コンプレックスがあるときに感じる心情と似ています。たとえば、就職試験に落ちたときには、学歴のせいだとか、ルックスが劣るから差別されたのだとか、原因を自分にだけ探そうとする人たちの考え方です。被害者意識でもあり、他人への攻撃性もはらんでいます。

劣等感は、これらの考えが入り混じった複雑な感情です。限界まで膨らんだ風船のように、わずかな刺激で破裂します。

子どもの「万能感」をつぶしてはいけない

ところで、少し話はそれますが、劣等感の真逆の感情に「万能感（全能感）」という感情があります。子どもは5歳くらいになると親の言うことを聞かなくなりますが、この時期の子どもは劣等感とは真逆の万能感で武装しています。自分は何でもできる、人より優れていると考え、大人ができることは自分もできると言って意地を張るなど、自分が万能な存在だという考えが著しく発達する時期です。

ヒーローアニメの真似をしてみたり、自分は世界で一番歌がうまいと自慢したり、友達に命令したり、しょっちゅう喧嘩したりするのもこの時期の子どもたちに見られる特徴です。

子どもの成長過程の1つであり、大事な時期ではありますが、親にとってはストレスも多く、不安を感じることもあるでしょう。「自己中心的な性格の子どもがまわりから浮きはしないか」「うぬぼれすぎて、将来、現実にぶつかったときに大きく挫折したりしないか」という心配が後を絶ちません。

そこで親は、早めに挫折を味わわせて、世の中は厳しいものだと教え込むべきだと考えます。しかし、ここで万能感をむやみに打ち砕いたりすると、あとあと子どもの心に大きな傷を残しかねません。自分の限界を思い知らされた体験と、それに伴う失望が強く結びつくためです。それ以降、限界を感じるたびに感情反応が過剰に起こるようになります。

万能感が芽生える時期は、いわゆる〝三つ子の魂百まで〟の時期でもあります。したがって、このときの楽しかった出来事やつらい体験、おいしかった料理の味などは一生の記憶として残るのです。そんな大事な時期であるだけに、万能感が打ち砕かれたときも、その痛みが一生残ってしまいます。

「なぜ幼い子どもに冷たい現実を突きつけたのか？」と親への逆恨みや心の傷が一生付きまといもします。そのうえ、「やはり自分は大した人間じゃなかった。うかつに自信を見せたらいじめられるかもしれない」と自分を無理に押さえこみ、頼まれもしないのに下手《したて》に出たりするようになるのです。

劣等感を刺激してモチベーションを上げる方法は正しいのか？

話を劣等感に戻しましょう。すでに述べたように、劣等感は爆発性が非常に強いエネルギーであるため、ときには成功の原動力にも利用されます。

たとえばダイエット番組で、チャレンジャーを批判するスパルタコーチがいますね。外見を卑下し、性格もすべて変えるべきだと追い込みます。

そのひと言にチャレンジャーたちは決意を固めます。そしてスパルタコーチに必死についていく人は根性があると言われ、挫折した人は弱い人間だと非難されるのです。
以前は学校の教師たちも同じ方法を取っていました。「お前の家は金持ちでもないし、美人にも生まれなかったんだから、勉強くらいできないと生きていけないぞ」と叱咤し、学生を刺激していたのです。

逆に、自尊感情が低い人たちもまた、意志の弱い自分を強引に引き上げてくれそうな相手、つまり自分の劣等感を刺激してくれる人を探し求めます。精神科のカウンセリング室を訪ねてきても「先生の言われた通りにします。質問は結構なので命令してください」と受け身なのです。自分は知識も能力もないので、専門家が言う通りにやりたいという意味です。

しかし、こうした劣等感を煽る方法はとても危険です。今は、愛情や応援、サポートが重要な時代です。ダイエット道場やスパルタ式の予備校など、その方法が目標達成に有効な場合もありますが、自尊感情の回復においては害になります。

むやみに劣等感を刺激すると、成功の原動力になるどころか「どうせ自分はできないのだからほっといてくれ」と心を閉ざす恐れがあります。「自分はダメだ」と物事を悪いほうへ考えてしまえば、幸せも自尊感情の回復もあったものではありません。

劣等感から抜け出せない成功者たち

いわゆる〝成功者〟と呼ばれる人たちの中にも、劣等感を抱えたままの人がいます。どんなに賛辞を浴びても、きっと社交辞令だろうと真に受けません。

実は彼らは、劣等感を手放すことに抵抗を感じているのです。その胸の内をのぞいてみると、劣等感と謙遜を混同していて、劣等感を手放すことは傲慢で、まわりの人たちに不快感を与えると考えています。また、傲慢になれば後ろ指をさされるのではないかと恐れています。

劣等感を燃料にして目標を達成した場合も、劣等感から抜け出しづらくなります。彼らは、家柄や貧しかった時代の話、愛されずに育った経験などに執着し続けます。これらの劣等感は彼らにとっての人生の原動力であり、ムチです。貧困から抜け出したくて必死に勉強し、お金も稼いだ今こそ余裕をもってゆったりと過ごせばいいのに、劣等感という友人と離れられず、自分を低い位置に置いたままにする習慣を手放せないのです。

〝曖昧な劣等感〟をもつ人たちもまた、劣等感を捨てられません。彼らは「まともな愛を感じられないまま育った」「何の取柄もない」「人並みの暮らしができなかった」などの理由で自分を押さえつけています。

しかし、〝まともな〟〝取柄〟〝人並み〟などは実体のないものであり、人によってその意味も違います。つまり、満たそうとしても満たせるものではなく、満たす方法さえわからないものです。彼らが自分に欠けていると主張するものは、実はほとんどの人たちも同様に所有できなかったものです。

だからこそ、「自分には何が不足しているのか」をしっかり考える必要があります。そしてその劣等感で何を得られるのかも考えてみるべきです。

すべての習慣には理由があります。あなたがここまで劣等感を引きずってきたのなら、それは自分にとってどういう意味があるのかを振り返ってみましょう。

30代半ばから、劣等感を手放そう

劣等感はまるで炎のようです。他人よりも足りない、劣っている、恥ずかしいと自分を責め、さらに被害者意識までが入り交じり、私たちを苦しめます。動悸が激しくなり、顔が熱くなります。心のみならず、体まで燃やしてしまう感情です。

30代前半までは、その感情が劣等感かどうかの見極めすら難しいものです。何かをする原動力にもなり、情熱のようにも見えます。多くの人たちが劣等感を克服するために努力し、そのおかげで成功も手にしてきました。

恋愛や仕事、ときには致命的なコンプレックスを克服しようと必死に勉強する場合もあるでしょう。または、自分の欠点をカバーできるくらいの魅力を得ようと努力する場合もあります。

しかし、中年に差し掛かったら、劣等感は手放さなければなりません。かつて劣等感によるエネルギーを借りてきた人も例外ではありません。

自責感や被害者意識を抱え続けるには限界があるからです。何より決定的な理由は健康の問題です。自分を責め続け、心をいじめることは体力的に負担が大きく、心臓や肺が劣等感の熱い感情に耐えられなくなります。

そのため劣等感の強い人たちは、30代以降に病院を訪ねるケースが多くなります。若い頃は体力でカバーできたけれど、感情のたかぶりから動悸や不眠に悩まされるようになり、カウンセリングに訪れるようになるのです。

劣等感によるつらさを飲酒で紛らわそうとする人もいます。感情を冷まそうと酒を浴びるように飲みますが、これも体に良いはずがありません。

時々クリニックに訪れるこのような人たちは、カウンセリングに集中できないばかりか、〝自分をコントロールできずに、結局は酒に飲まれてしまう〟という新たな劣等感が加わり、つらい思いをしています。

劣等感に効く薬は「開き直り」

「自分は他人より劣っている」という考えは、世の中を優劣で二分することから始まります。学力、財力など、分ける基準は人それぞれで、その人が育った環境や社会の雰囲気にも影響を受けます

劣等感を根本的に手放すには、社会を「優劣」や「良し悪し」で分ける習慣を手放さなければなりません。

老子や荘子の哲学がこれを強調しています。彼らは世界を優劣で評価することがいかに無意味であるかを説いています。

たとえば、荘子の寓話の中に「役立たずの木」の話があります。建材に適さない役立たずの木は見向きもされず、一方の建材になるために切り取られた立派な木は得意気に威張ります。しかし時が流れ、大木となった役立たずの木は、その村の守護神として人々の憩いの場になったという話です。無用かどうかなど、誰も決められないのです。

私は老子と荘子こそ、シニカルな人間だと思います。多くの人たちが彼らの思想に心

を癒されているのがその証拠です。

あまのじゃくが過ぎると毒になりますが、劣等感をなだめるには多少の皮肉は効果的だと思います。「結局、人の良し悪しなんて誰にも決められない」「人生なんてそんなものだ」と開き直る。そんなシニカルな姿勢が、ときにはシンプルに心を守ってくれます。

自分が頑固なコンプレックスの持ち主だと思うなら、荘子の本を読んでみることをおすすめします。

自尊感情を高めるために
今日すべきこと

劣等感を手放す「呼吸法」を実践する

劣等感にとらわれると呼吸が速くなります。すると血液中の酸素濃度が著しく上昇し、息苦しくなります。

冷静さを取り戻したいなら、これとは逆の身体状態にすればいいのです。心拍数と１分あたりの呼吸数が減ると、血液中の二酸化炭素分圧が上昇し、緊張がほどけ、ゆったりとした状態になります。

心拍数は自分でコントロールできませんが、呼吸ならある程度はコントロールできます。ゆっくり深呼吸しながら、吐くときに長く時間を取ると、よりリラックス状態に近づけます。つまり、劣等感を手放した人に近い身体状態になれるのです。

やり方は簡単です。吸うときは短く、吐くときは長くが原則です。吸うときに「１、２、３」と数えたら、吐くときには「１、２、３、４、５、６」と数えるのです。これを繰り返します。

息を吐くときには、「人生なんてそんなものだ」と思いながら吐いてください。世の中に対し、皮肉な意見を言うことで劣等感を鎮めることができます。この呼吸法を習慣にすれば、ただ、おだやかに呼吸ができれば幸せだと気づくでしょう。

4 原因に執着し、問題解決を先送りにする習慣

心がつらいのに、いまだに「意志が弱い」「性格が軟弱」などと思われることが少なくありません。心の病に苦しむ人に対して、「その程度の何がつらいんだ」「親が甘やかしたからだろう」などと責め立て、たしなめる光景はどこでも見られます。

そのためか、クリニックを訪れる人たちも、自分の苦しみについて正直に伝えることをためらいがちです。たとえば、夫に浮気された妻が、自分の苦しい心情を話そうとしないどころか、むしろその話題を避けようとするような場合です。

「原因」に執着する人は、変われない

クリニックを訪れる若者も大人も、苦しみよりも先に言い訳しようとします。

「私はもともと意志が強く、ポジティブな人間です」「ポジティブに生きようと努力しましたし、本もたくさん読みました」「それでも私の自尊感情が低いのはなぜなのでしょうか？」と。

医師の私が、心が病んだ原因を叱責するわけがないのに、まず言い訳から並べ立てるのです。

残念なことに、彼らは〝原因〟にばかり気を取られ、肝心の問題解決に必要なエネルギーを使い果たしています。自分が今どんな気持ちなのか、眠れなくなってどれくらい経つのかなどの「現状」には関心がなく、なぜそうなったかという「原因」にばかり気を取られ、解決の道を見出すことができていません。まるで〝原因の沼〟にはまってしまっているようです。

さらに、クリニックにまで訪れておきながら、変化することをためらいます。いざ変化の段階に入ろうとすると及び腰になります。心が傷ついていることを認めたくないからです。認めれば負けたも同然だし、ダメ人間扱いされると思うからです。

こうして解決を先延ばしにしてしまうため、本当に大切な「回復」と「変化」のスタートラインに立てないのです。

変化を避ける人の3パターン

悩みを抱えて苦しいのに、回復と変化のスタートラインに立てない人は、大きく分けて次の3つのパターンに分けられます。

①人のことを気にしすぎる

変化を回避する人の中には、他人を気にしすぎる習慣が癖になっている場合があります。会社でも他人のことが気になり、帰宅すればSNSで仲間の暮らしぶりをチェックします。

彼らは、自分が苦しくて通院しているのに、自分の望みや治療の目的は後回しで「ほかの人も私と同じように苦しいのですか?」などと質問したりします。ほかの人も同じような心の問題を抱えていれば、自分だけの意志の弱さや性格のせいではないと確認できるからです。

②原因を探ろうとしすぎる

苦しんでいるのに解決策に踏み出せない人もいます。前述した通り、「原因」に執着しすぎているせいです。彼らは、たいてい心理学の本を数冊読んだうえでクリニックを訪れ、自分が苦しんでいるのは何か道を誤ったせいだと、幼い頃の心の傷や親との関係性など、原因を突き止めようとします。

問題は、その原因はすべて〝過去〟のことだという点です。過去は変えられません。幼い頃の両親との関係、受けた傷や習慣、受け継いだ遺伝子などに仮に問題があったとしても、それを変えることはできません。

心の問題において、原因の把握はあくまで問題解決の第一歩であり、目標ではありません。また、確実で根本的な原因もありません。もちろん、本当の原因があれば対処のしがいもあるでしょうが、その原因分析だけに執着していたら、問題解決の方向には向かいづらくなります。

原因の把握に力を注ぎすぎることなく、今の状態を把握し、対処するためのエネルギーを温存しておかなければなりません。

③不平と非難の沼にハマっている

心を病む原因となった相手を非難する人も多いものです。しかし、非難から得られるものは何もありません。友人に愚痴を聞いてもらっても、一時的にカタルシスを得られる程度です。しかも、感情を吐き出したからといって、心の傷が治ることはありません。

とりわけ、その非難の原因が家族である場合は、ほかのケースよりも深刻です。軋轢があること自体が大変なストレスだからです。

また、彼らは誰かを責めることをやめても、今度は自分を非難しがちです。とにかく、矛先がどこであれ、誰かを責めている分だけ問題解決は先送りになります。

問題解決を先送りしないためのコツ

このように、他人を気にして自分の回復に目が向けられない、原因を追究しすぎている、誰かを責めているようなうちは、自分を変えることはできません。

自尊感情を高めたいならば、〝原因追究〟ではなく〝変化〟にエネルギーを注ぎましょう。傷ついた心を治療したいのなら「変化を避けて、先送りにする習慣」を手放し、新しい目標を定めなければなりません。このとき、必ず覚えておきたい4つのコツを紹介します。

①〝自分の心〟を優先すること

変化の主体は自分であり、変化の対象も自分です。私たちは他人と比較し、争い、自分を責めることに実に多くの時間を、ゆううつな感情とともに費やしてきました。

まずは〝自分の心〟を大切にしましょう。自分の心を癒すにはどうすべきかを第一に考えてください。自分の心が変化し、いい方向へ向かうように注力してください。心がどんな状態なのか、どう変わりたいのかを考えることが大切です。

②行動する

本書の根本的な目標は、自尊感情の回復です。それは頭の中で考えているだけでは何も変わりません。本も読むべきですが、変化は行動から始まります。文章を書き、会話もすべきです。必要なら絵を描き、運動もしてください。

③続ける

次章からは、自尊感情を回復させる行動について本格的に解説していきます。このとき、ふと「こんなことが何の役に立つのか？」「前もやったことがある」など、否定的な感情が湧き起こることもあるでしょう。

しかし、続けてください。自尊感情が回復する過程はダイエットに似ています。ダイエットは初めこそ順調に体重が落ちるものの、ある程度で停滞期が訪れます。その期間に多くの人が意欲を失くして挫折し、自分は意志が弱いと悩みます。ですがこれは自然なことです。何事も慣れると興味がなくなりますが、これも大切な過程です。

自尊感情を回復する道のりでも、似たようなシーンに遭遇すると思います。しかし、立ち止まって先延ばしにせず、行動し続けてください。

④ 一人よりも、誰かと一緒に行う

もしやめたくなったときには、仲間を作って一緒にやる方法をおすすめします。これもまた、体づくりの過程と似ています。私は〝一人でスポーツジムに通うこと〟がこの世でもっとも続かないことだと思っています。そこで最近は、パーソナルトレーナーとともに運動したり、チームを作って複数人で運動したりする人が増えました。やはり仲間がいたほうが、一人よりも続けやすくなります。

心のトレーニングも同じです。一緒に励まし合いながらやるほうが良い結果につながります。また、できれば専門家のサポートを受けるほうがいいでしょう。

もし誰かと一緒が難しければ、ノートや日記帳、ブログに記すなども役立ちます。毎日努力したことをそのままにするより、記録しておくことで続けやすくなるでしょう。

自尊感情を高めるために
今日すべきこと

お手本となる ロールモデルを 設定する

将来的に、どんな問題を解決し、どんな人になりたいのかを設定しておきましょう。目標設定は、理想の家の設計図を描くことに似ています。設計図とは、自分の住みたい家がどれほど狭くて居心地が悪いのかを描くものではありませんね。住んでみたい家、空間と動線を考えて、具体的な理想を描いていきます。

同じように、自分がなりたい人がどんな人で、その人はいつもどんな感情で、どのように行動するのか、具体的に設定しましょう。次の3つのステップを経ると確実です。

STEP1：“自分”への不満を書く

・職場の上司からの小言が嫌いだ（×）
→これは自分への不満ではなく、他人への不満

・職場の上司が嫌いで夜も眠れない自分が嫌いだ（○）

STEP2:それに“代わって”どんな人になりたいかを書く

・こんな会社に入った自分が憎い(×)
→過去の出来事の話かつ自分への不満でもある。これはSTEP1に記すべき内容

・仕事が終わったら自分の生活に集中したい(○)
→将来、自分がどうなっていたいかを具体的に設定した目標

STEP3:STEP2で書いた“なりたい自分”は、STEP1と同じ状況でどう行動しそうかを書く

・上司に非難されても淡々と対応している。毎日、仕事が終わると趣味に没頭し、週末には会社のことを忘れて休みを満喫している(○)

このくらい記せば、具体的な目標設定と言えるでしょう。目標が設定できれば、その次は行動あるのみです。

5

他人のことに繊細すぎる習慣

心は皮膚と似ています。生物学的にも、皮膚は脳の組織と同じ外胚葉から発生しているという共通点があります。

傷ができて癒えていく過程もよく似ています。たとえば、皮膚をとがったものでつつき続ければその部分は充血して腫れ上がりますね。すると、ちょっと触れただけでも痛くてうずきます。

心も同じです。何かストレスを感じると、心のどこかが敏感に反応します。たとえば、酒に酔うと必ず暴力をふるうような父親のもとで育った子どもたちは、心のある箇所に深い傷を負い、酒を飲む中年男性を見るだけで身震いするようになります。

このように心に傷を負っているとき、人は「神経質」「繊細」になります。少しの刺激にも反応し、それが人間関係にも影響をきたします。

繊細すぎる人の思考回路

さて、人生には心にストレスを与えるアクシデントが付き物です。傷つき裏切られ、望みは叶わず、期待が失望で返ってくることもあります。

このとき、自尊感情が高い人ならそれほど影響を受けることはありません。言ってみれば、抗体がウイルスから守ってくれるように、悪いことと自分との間には「自尊感情」という壁があり、自分とその出来事を結びつけることがないのです。

一方で、自尊感情が低い人たちは、あらゆるネガティブな出来事を自分と結びつける思考回路をもっています。たとえば、まわりの人たちに起こったアクシデントも「自分のせいだ」と自らを非難します。闘病中の子どもの親が自責感からうつ病になるといったケースです。

夫婦仲が良くない家の子どもたちも、両親の喧嘩を止められない自分を責めることがあります。「自分がかわいかったら両親は喧嘩なんてしなかったはずだ」と非現実的な自責感が作用するのです。

このように、他人の問題なのに自分に原因を探すと自責感が生じ、またその逆に、自分の問題の原因を他人に探すと怒りが生じます。何事も自分と結びつけてしまう習慣は、神経質の種になり、自尊感情にとっても致命的です。

他人のひと言が気になって仕方ない人たち

心が敏感になることは、皮膚が敏感になる過程と似ていると言いました。けがをした皮膚は敏感です。その前には何ともなかった感覚でも痛みと感じ、普段は気にもとめなかった刺激にも違和感を抱きます。

心が敏感になった人たちも同じで、それまで何事もなかった刺激にも影響を受けやすくなっています。だから他人が言った言葉や表情、そのシーンが脳裏に焼き付いてしまうのです。

自尊感情が健康な人の脳ならば「自分とは無関係のこと」と重要度を下げて廃棄する情報でも、自尊感情が低く敏感になっている人たちは、こういった不必要な情報にも影響されてしまいます。「あれはどういう意図だったのだろう?」と、その意味を深く考えようとすればするほど、自分とどんな関係があるのか鬱々と悩むのです。

たとえば、友人の集まりで誰かが自慢話をしたとします。「昔買った田舎の土地が再開発地域に入ってすごく儲かったんだ」と。自尊感情が健康な人なら「へえ、そう。いいなあ」くらいの反応で大して関心をもちません。

しかし自尊感情が低い人が聞くと、「あいつ、私が最近損したことを知っていて、わざとそんな話をしたんじゃないか？」などと考えます。寝ても覚めてもそのシーンを何度も再生するのです。心が弱くなると過敏になるため、些細な他人のひと言も自分の重要な問題にしてしまいます。

このように、自分と関係のない出来事まで自分に結びつけて気に病んでしまう反応を〝関係念慮〟と呼んでいます。関係念慮はなかなか頭を離れないので、心の弱い人たちはいつも苦しめられます。

関係念慮は自分を信じられないことから起こります。ちょっとしたことでも、一度心が揺らげば、もう立ち直れないのではないかと思うくらいビクビクするようになるのです。関係念慮に取りつかれた人は「どうすればもっと堂々と見られるか」ということばかり考えています。

人前に出ても、他人の言葉の端々に自分への評価が含まれていないかアンテナを立てています。他人の言葉に集中していて記憶力が良く思われもしますが、それはみんなが受け流した言葉さえ何度も思い返しているからです。数カ月後、電話口で「あのとき、なぜあんなことを言ったの?」と急に問い正したりするのも、このタイプの人の特徴です。

関係念慮からネガティブな部分が増幅されると、〝被害思考〟につながります。普段は〝被害妄想〟と呼ばれるこの症状は、周囲の人たちを苦しめます。自分が損をしていないか、自分に隠れて友人たちが会っていないかなど、いつでも想像しています。

「他人の感情」に巻き込まれないコツ

こういった繊細、神経質の症状から解放されたければ、まずは「自分と他人を分けて考える練習」から始めるべきです。他人の範囲はとても広いです。自分以外はみな他人です。家族も友人も、会社の同僚も他人です。

親子間で摩擦が絶えない理由も、この点が忘れられがちだからです。親は自分が生み育てた子どものことを、つい自分の一部と考えがちです。だから、子どもの問題にもいちいち口を出してしまいます。

同様に、子どもは親に要求し、施されるのが当然だと考えがちです。母親だから子どもに献身的であるべきだとか、父親だから子どもを信じるべきだと勝手に期待するのです。しかし、親も子どもの親である以前に、この世を必死で生きてきて老いつつある一人の人間なのです。

幸せに生きるためには、他人のことを他人のこととして放っておく習慣をつけるべきです。他人が言った言葉や行動を何度も思い返し、自分が被害を被ったと考え続ける限り、幸せは遠のきます。

もちろん、他人に対していつも無関心ではいけません。この世界には力を合わせるべきときもあります。また、愛する関係においては適切な関心と愛情なくして幸せを享受することもできません。

重要なことは、他人の感情はその人に任せておくべきという点です。人によって、急所も笑いのツボも違うように、「そんなことで気分を害するの？」などという言葉もまったく意味がありません。

他人に関心をもって助け合うことは何ら問題はありません。ただし、その相手の感情を変えようとか、自分のものにしようとは思わないことです。

相手が怒ろうが、自分が疑われようが、それはあくまでその人の感情であるだけです。相手が腹を立てたからと、こちらまで腹を立てる必要はなく、いちいちそこに巻き込まれたり、悩んだりする必要はありません。他人の感情は他人のものです。

自尊感情を高めるために
今日すべきこと

執着とサヨナラする呪文を唱える

1つのことが気になり、ずっと考え続けて執着してしまうなら「それがどうした」とつぶやいてみましょう。人間関係に過敏になりそうなときは「あの人との関係がこじれたからって何さ」と言ってみるのです。声に出すことで、不安定な気持ちから少し解放されます。

判断を誤って金銭的な損害を被った場合も、失ったお金よりも大きな問題はそれに執着することです。損をしたという思いに執着して数日を過ごすことは時間の無駄であり、人間関係にもヒビが入りかねません。こんなときは「それしきの金を失ったからってなんだ」とつぶやいてください。

愛する人との別れがあったら「別れたからってなんだ」と言ってみてください。とらわれすぎていた心が、ほんの少し軽く感じられるはずです。

・心が軽くなる呪文

「それがどうした！」
「ちょっと間違えたからってなんだ！」
「それで命まで取られるわけじゃない」

第5章を終えて

受け入れて、望み続けなさい

心の悪習慣を断ち切るには、次の4つの過程をクリアしなければなりません。

①受け入れる

次の2つのことを受け入れてください。自分には長年の悪習慣があるということ、もう1つはその習慣が自分を苦しめているということです。

きちんと受け止めるために、文字として書いて読んでみることをおすすめします。たとえば、1行目に「私には他人の感情を変えたいと思う悪習慣がある」と書き、2行目には「この悪習慣は私を苦しめている」と書きます。そして、それを声に出してこまめに読むようにしてください。

タバコをやめたかったら「私にはタバコを吸う悪習慣がある。この悪習慣は体に悪い」と書いて何度も繰り返し読んでください。禁煙を決心してもまた吸ってしまう理由は、この2つを忘れてしまうからです。喫煙が悪習慣であることを忘れると「一度だけ吸ってやめよう」などと思ってしまいます。

さらには「ストレスを受けるくらいなら、タバコを吸ったほうがまし」と考えるようになります。

自分には悪習慣があり、その習慣が自分に害であるという事実を繰り返して、少なくとも1週間は脳に教え込まなくてはなりません。

②願う

すべてのことには裏表があります。悪習慣もそうです。その習慣を断ち切りたい反面、その習慣がなくなると人生がつまらなくなるかもしれないという恐れもあるものです。だから、悪習慣を完全に断ち切りたいなら、それを強く願わなければなりません。誰にでも自尊感情を低くする悪習慣はあります。そこから絶対に抜け出したいのなら、強く願ってください。

③ふりをする

苦しむことなく悪習慣を断ち切れればそれが一番ですが、なかなか思うようにはいかないものです。新しい習慣ができるまでは、既存の悪習慣がなくなったふりをしてください。それが自分のものになるまで2カ月以上の時間は必要でしょう。

④続ける

自尊感情が低い人たちがもっとも苦しむのは「続ける」ことです。悪習慣はいつでも再発しようとします。そして、再発したときに「やはり自分はダメだ、また失敗だ」とがっかりするのが問題です。

変化はたった一度の決心や挑戦でなしえるものではありません。できているようでできておらず、ダメなようでできている、といったことを繰り返します。劣等感にさいなまれたり、悩まされたりするのが自然なことです。

大事なことは失敗にすぐに負けないことです。崩れてはまた積み上げることを繰り返し、新たな心が完成するのです。

第 6 章

自尊感情の回復を阻む「4つの障壁」

1

「心の傷」を克服する

豊かな実りを得るために、農民は春に種をまき、夏には雑草を刈り取り、病気や害虫を防ぐために農薬を散布します。自然界では、害になるものを取り除けば果実を収穫でき、稲は田んぼを手入れしてやれば稲穂を実らせます。

自尊感情もある程度は同じです。自分の心をむしばむ悪いものを取り除けば、心も回復しやすくなります。

良くないもの、むしばんでいるものが何かを知り、自分にそれがあることを受け止める。それがここまで行ってきた自尊感情回復の基本ステップです。そして次のステップは、具体的な克服法を知り、実践することです。

すべての心の傷は〃過去形〃である

ここでは、「心の傷」を克服し、取り除く方法についてお話ししていきます。

まずは、心の傷とは何かをご説明しましょう。よく「傷ついた」「心の傷となって残った」などと言いますが、心の傷とはいったい何でしょうか？　また、どんなことが傷となり、どのように表れるのでしょうか。次の3つの観点から答えてみます。

●何が原因か？

言葉、出来事、行動など、どれもが心の傷の原因となります。したがって「こんな些細なことにいつまでも悩んでいる自分はおかしいですか？」という問い自体、意味のないことです。

●どんなふうに表れる？

心の傷の表れ方もさまざまです。涙を流す人、怒る人、冷笑する人、唇をかむ人もいます。常に自分を否定する人もいますし、何事もなかったかのように装って生きている人もいます。

●いつ表れる？　いつまで続く？

心に傷を受けてすぐに影響がある人もいれば、数年後に表出する人もいます。中にはすぐ回復する人もいれば、数十年前に受けた心の傷に今になって悩まされる人もいます。

このように、心の傷の表れ方はさまざまで、決まったルールもありません。しかし重要な共通点があります。すべてのトラウマは〝過去の出来事である〟ということです。

それは巨大なヘビの写真のようなものです。巨大なヘビの写真を小さい子どもに見せると、みな怖がって後ずさりしたり、泣き出したりします。しかし、写真そのものは絶対に危害を加えません。そのヘビの写真を見て恐怖を感じた瞬間には、そう思えないだけです。

誰もがもっている「心の急所」とは？

心の傷といえば、あるドラマを思い出します。ＬＧＢＴの恋愛模様を描いたアメリカのドラマ『Ｌの世界』です。

そのドラマにはジェニーという女性が登場します。結婚を控えた平凡な女性として登場する彼女には、幼い頃に性的虐待を受けた過去がありました。事件当時、両親は幼いジェニーの味方になるどころか、そのことを隠蔽したうえ、過ちをジェニーのせいにしました。それがジェニーに追い打ちをかけ、彼女は心に傷を抱えたまま大人になったのです。

作家を志していたジェニーは、仕事や恋愛にも打ち込みますが、暗鬱な過去の記憶は消せないままでした。過去の痛みを忘れようと躍起になった彼女は、やがて過激な性生活にのめり込み、ストリップバーのダンサーになります。

見かねた友人が「なぜ過去にあんな目に遭っていながら、こんなところで働けるの?」と問うと、ジェニーはこう答えます。

「ここでは自分の思い通りにできる。見せたいと思った分だけ見せられるし、やめたいときにやめられる。それがいいのよ」

心に受けた傷は、しばしば痕跡を残します。時間が薬だとは言いますが、癒やしきれていない傷がじわじわと痛み、忘れたいのになぜかフラッシュバックしては胸が痛みます。時が経つにつれて痛みが増すときもあります。ジェニーの負った心の傷はすでに過去のことですが、苦しみは現在進行形です。癒えることのない傷がいつまでも顔をのぞかせては苦しめるのです。

本人にとって、触れられるとひどく痛みを感じる部分、それを〝心の急所〟といいます。ジェニーにとっての心の急所は〝自分の思い通りにできないこと〟でした。加害者から暴行されても自分の力で抜け出せなかったこと、そして事件後に両親が取った行動に反抗できず、ただ従うしかなかったことが、彼女の心に大きなショックとなって残っていたのです。

人は誰しも心の急所を抱えていて、過去に経験した傷とつながっています。幼い頃からきょうだいと比べられてきた人にとっては、競争を強いられる状況が急所となります。汚名を着せられたことがトラウマになっている人は、少しでも不名誉な状況を急所として受け取ります。

心の急所を守るために、それぞれの人がそれぞれの防御策を開発しています。意識的に開発する人もいますが、たいていは知らず知らずのうちに防御策を身につけています。

こうした自分を守るための防衛反応を〝防衛機制〟と言います。心理学者はさまざまな防衛機制があると発表しています。

イソップ童話の『きつねとブドウ』の話も〝合理化〟という防衛機制の代表例として知られています。ブドウがすっぱいから食べないのだと自分に言い聞かせること（合理化）

が、きつねの防衛機制です。

人それぞれに、自分だけの防衛機制を働かせています。いくつかの防衛機制を使いわけたり、複数の防衛機制を同時に使ったりすることもあります。どんな防衛機制を使うかによって、人格や性格が決定されると主張する学者もいます。

未熟な防衛機制、成熟した防衛機制

心の急所を守るための防衛機制が、自分や他人に害を与える場合もあります。これは〝未熟な防衛機制〟と呼ばれるものです。

前出のジェニーの防衛機制はその最たるものです。自傷行為、アルコール依存、過激な性生活などの行動は、その瞬間は満たされたように感じますが、結局は後悔を生み、自分にも周囲にも悪影響を及ぼすだけです。

「非難」と「自責」も代表的な未熟な防衛機制です。マイナス感情にとらわれると他人のせいにして攻撃する、または自分を責め続けることで防御するケースです。

たとえば、姑に嫌味を言われて傷ついたとき、当事者に言い返せない代わりに子どもや実家の家族に八つ当たりをするケースがそれです。子どもや実家を巻き込んで新たな葛藤を生み出してしまいます。

心の奥底にしまい込み、なかったことにする「抑圧」もよくある防衛機制です。抑圧では、不快な記憶や感情を抑え込むあまり、思いがけないところで爆発することが多々あります。離婚した夫への怒りを溜めこんだ結果、子どもに対して「父親に似ているからお前もそんなふうなのよ！」と爆発してしまうようなケースです。抑圧しても、結局は怒りや攻撃として噴出し、多くの人を混乱に巻き込みます。

未熟な防衛機制があれば、その逆の〝成熟した防衛機制〟を身につけている人たちもいます。彼らは自分の心を守りながらも、誰にも害を与えません。

成熟した防衛機制の代表的なものに「昇華」があります。自分が経験した嫌な出来事や否定的な感情を、社会的に歓迎される活動に変換することです。

たとえば、学生時代にいじめられてうつ病に苦しんだ人が、大人になっていじめにあう子どもたちを助ける心理カウンセラーになるケースです。当事者の気持ちに誰よりも寄り添える、共感力にすぐれたカウンセラーになれることでしょう。

ほかにも、失恋の痛みを歌にするミュージシャンなども昇華の防衛機制を働かせた事例と言えるでしょう。これらは害にならないどころか、他人をも癒しているのです。成熟した人にも心に傷があり急所がありますが、彼らは平和的な方法で自分を保護しているのです。

「すべて過ぎたこと」だと脳に語りかけよう

世の中には自分の力では変えられないことが2つあります。「他人」と「過去」です。過去に受けた傷は、忘れようにも忘れられません。つらいですが、過去は変えられもしなければ、消すこともできません。

過去の傷が現在の自分を苦しめる理由は、時間の概念が揺り動かされているからです。ずっと昔に終わったことでも、まるでついさっき起きた出来事のように混同してしまいます。

以前、子どもの頃に強盗に入られた過去をもつ男性をカウンセリングしたとき、彼はずっと診察室のドアを見つめていました。理由を聞くと「あのドアから今にも強盗が押し入るのではないかと気が気ではない」と答えました。

私は男性にこう伝えました。「あなたはその時点からすでに抜け出していて、今は安全です。あなたを苦しめてきた相手はすでに老人になっていて、あなたはもう立派な大人なのです。そのことに気づいてください」と。

不安が脳の錯覚だと認識できれば、混乱から抜け出せます。過去の傷を心の奥底に押し込んだままでは過去と現在を混同してしまいますが、いざ取り出してみるとすべて過ぎたことだとはっきりわかるのです。

この事実を、私たちの脳は知らずにいます。脳はいまだに錯覚しているのです。または、普段は認識しているのに、酒に酔ったり気持ちがふさぎ込んだりしているときに区別がつかなくなり、過去と現在を混同してしまいます。

脳にもこの事実を教え続けるべきです。心の傷は過去のことである。それを脳が完全に理解できるようにしてやるのです。

そのためには、アウトプットが効果的です。自分の脳の奥深く、感情と記憶の中枢に響くように、声に出して聞かせてあげるのです。「全部過ぎたことだ。今は大丈夫。私は今、安全だ」と声に出して訴えかけてください。

それでも、脳はすぐにまた勘違いします。あまりにも長い間、勘違いをし続けてきたせいで、過ぎたことだという事実をきちんと受け止めようとしません。

心の中では「こんな方法が本当に役に立つのか？　一人で声を出すなんて意味がなさそうだし、気が向いたらやってみよう」という考えがよぎりもするでしょう。脳は慣れ親しんだことを好むため、心の傷を抱えて悩んでいる状況にこそ馴染みがあり、それを維持しようとするのです。

ならば、私たちはどう対処すべきでしょうか？　1日に100回でも言い聞かせ続けるのです。声に出して、自分の耳に語り続けてください。すると耳の細胞が、心臓の細胞が、表情筋が、その事実に気づいてくれるのです。

2

「心の抵抗」をはねのける

ラブコメディ映画などを見ていると、こんな展開をよく見かけます。

お似合いとは言えない二人がやたらと干渉しあい、少しずつ親しくなる。そして、付き合う寸前まで進展し、キスもする。しかし、本格的に恋に落ちそうなところで何らかの壁が立ちはだかる。やがて二人のうち自尊感情の低いキャラクターのほうが、次のようなメモを残して行方をくらます。

「私がこんなに幸せになってもいいのか不安だ／あなたは素晴らしい人だ／私はあなたに釣り合わない／もっと素敵な人になって帰ってくる」

愛を渇望し、恋愛を成就させたいのに、同時にそれを拒否する気持ちが湧き起こり、それに打ち勝つことができないのです。

自尊感情回復を阻む「3つの抵抗」

自尊感情が低いと、こうした相反する感情（両価感情、アンビバレンス）が表れます。自尊感情の回復という人生の変化に直面すると、心は穏やかではいられません。心から回復したいと願っているはずなのに、なぜか反対へ進もうとします。変化を望んでいるのに、一方では〝抵抗〟するのです。

ですから、私たちにどんな心の抵抗があるのかを認識し、それを乗り越えることで、真の回復に向かうことができます。

そう説明すると、患者の中には、「幸せになることに抵抗がある？　私はありません。早く自尊感情を回復させてください」と不平を言ってくる人もいます。しかし、自尊感情の回復過程では、心の抵抗を見つめることがとても重要です。

事実、心の抵抗が生じるのは人間として自然な現象です。物体が移動するときに生じる摩擦と同じように、不幸な自分から幸せな自分へ移ろうとするときも、摩擦や重力に打ち勝たなくてはなりません。私たちをその場に留まらせ続けようとする力は常に働いています。

その心の抵抗を認識できない、受け入れられないと問題が起こります。「自分の中には抵抗する力がある」と意識できない限り、克服も難しくなるのです。必死に努力しても往々にして失敗に終わります。自尊感情を回復させるために自己啓発書を必死に読み、セミナーに通い、専門家にアドバイスを仰ぐなどさまざまな方法を試しても、さっぱり効果が表れません。

抵抗は心の奥底に潜んでいて、私たちが行動しようとすると足を引っ張ります。今すぐに自尊感情の回復に向けてアクションを起こすべきなのですが、しきりに心の抵抗がブレーキをかけてくるのです。

ですから、まずは心の抵抗を認識し、受け入れましょう。次の3つが、自尊感情回復への行動と実践を引き留める代表的な抵抗のパターンです。

● 抵抗1「本当にうまくいくのだろうか？」

最初の抵抗は、結果に対する疑心です。結果を疑い出すと行動できなくなります。

これは自信のなさによるものです。自尊感情が低いと自分の能力を信じられないので、成功への確信がもてなくなります。そして、「希望をもって必死にやっても、どうせ失敗してみじめな思いをするから、やらないほうがましだと」考えるのです。

覚えておいてほしいのは、自尊感情回復の過程には合格・不合格の評価はないということです。スポーツジムで3カ月間トレーニングをしたら、理想的な体形になるかもしれないし、ならないかもしれません。しかし、3カ月後の自分は今よりも少しでも理想には近づいているはずです。たとえ三日坊主になっても、何もしないよりははるかに良いのです。

●抵抗2「わかってはいるが、理論はあくまで理論じゃないか」

『ベスト・パートナーになるために～男は火星から、女は金星からやってきた』という本を読んだとき、この本をたくさんの人が読めば男女間のいさかい事はなくなるだろうと思いました。男女の言語がどう違っていて、どう会話すべきかが具体的に提示されていたからです。この本は当時ベストセラーになりました。しかし、いまだに男女はお互いにすれ違っています。

それは人間に備わっている〝実践に対する抵抗〟という本能が影響しています。理論と実践をそれぞれ別ものだととらえ、理論だけは叩き込むのに実践が伴わないというものです。

本を読んで感心し、新しい発見があったのなら、それを実践に移しましょう。それでこそ理論も意味をなします。

●抵抗3「やってみたけど結局ダメだった」

中には必死に努力したのに、元通りに戻ってしまう人もいます。初めは自尊感情が少し高まったように感じて心も安定したように思えたのが、あるとき途端にそれが崩れ、「やはりやってみても自分はダメだった」と失望してしまうのです。

しかし、失敗したと自分を責めたり諦めたりしないでください。どんなに小さな変化でも、変化に慣れるには2カ月以上を要します。悪習慣が再発するのは至極当然の現象です。人間の心にも慣性の法則があるからです。

そんなときは、自尊感情が低くなった理由ときっかけを考察し直してみましょう。何がきっかけで、そのときどんな感情が湧き、どのように挫折してしまったのかを振り返ってみるのです。再び同じことを繰り返すまいと思う気持ちが、傷口を覆う絆創膏となってくれます。

それでも、とにかく続けなさい

ここで挙げた3つ以外にも、変化を妨げる抵抗はあります。まわりの人たちの影響も無視できません。必死に努力しているのに気づいてもらえない、友人からの評価が芳しくない、自分は変われても家族が以前のままである、あるいは自分自身がうれしいと感じない場合もあります。こういったあらゆることが、変化に立ちはだかる壁となります。

このような壁にぶつかると、たいていの人はどう乗り越えようかと悩みます。しかし、問題は壁にぶつかった瞬間に足を止めてしまうことにあります。

考えてみてください。心の障壁は、実在する障害物ではないのです。その壁は私たちの努力を直接食い止めたりはしません。

実質的な変化を感じたいならば、ただひたすら続けることが重要です。壁にぶつかっても足を止めることなく続けなさい。それでこそ変化が近づきます。

幸せという終着駅を信じなさい

私たちはみな、幸せという終着駅にたどり着きたくて自尊感情の回復を望んでいます。しかし、新たな責任や変化への恐れから、幸せを望みながらも一方ではその歩みを遅らせてしまうのです。

これを克服するには、終点を信じなければなりません。自分が満足できる自分になれば、幸せになれると信じることが大切です。その事実を信じ、強く望むべきです。

自尊感情が高くなって幸せになれば、失うものもあります。それは「不幸」や、自尊感情が低かったときにかけてもらえた「同情心」などです。また、うらやましがられる一方で、妬みをぶつけられたり、ひどいときには不本意なうわさ話に悩まされたりするかもしれません。しかし、それは仕方ありません。変わったのは自分だけで、周囲は変わっていないのですから。

自尊感情が回復する過程には、必ずさまざまな抵抗があります。そのたびに〝以前のように暮らしたほうがましかも〟という考えが浮かんだり、謙遜する気持ちがなくなるのではないかと心配したりする人もいます。

ですが、自尊感情を回復して自分を愛せるようになったからといって、突然傲慢になったり、人を見下したりするようなことはありません。なぜなら、自尊感情を回復する過程で礼儀や他人への配慮という気持ちも生まれるからです。

自分を高く評価し、尊重することは正しいことです。また幸せにもなれます。誰にも見向きもされないよりも、うらやましがられるほうが幸せです。同情されるより嫉妬されるほうが幸せなのです。

だから、必ず幸せになれると信じましょう。誰の手を借りなくとも、私たちは幸せになれます。

3

「他人からの批判」を受け流す

批判はウイルスのようなものです。相手の口から発せられ、こちらの体内に侵入します。ウイルスが集団に伝染するように、信じていた友人が陰で複数人にまき散らしたりもします。誰しもが批判を恐れ、自分に関する言葉には敏感になります。

ウイルスは体内に入って留まることで問題を引き起こします。批判も同じように、胸に留めておくことが問題になります。ネガティブな感情が浮かんできて、それが私たちを攻撃するのです。

マスクや手洗いでウイルス対策をするように、批判に対して警戒して接することで、それを予防し、後遺症を軽くすることもできます。どんなときに批判が降りかかるのかを知り、できるだけ批判を避けるようにしましょう。

それ、すべてあなたを批判しています

まず、批判の種類を知っておきましょう。批判に対して誤解している人が意外に多いものです。たとえば、事実や相手のために言ったことであれば批判に当たらないという人もいますが、そんなことはありません。相手が敵であれ味方であれ、もしくは自分であれ、次のようなものなら批判と呼べます。

①事実を指摘する批判

私たちは、幼い頃から正直でありなさいと教わってきたこともあり、事実をありのままに語ることを良いことだと考えています。それがたとえ批判だとしても「事実を指摘したのに何が間違いなのか?」と考えるのです。

しかし、その言葉の意図や言葉にのせた感情によっても〝事実を指摘する〟ことは相手への批判になりえます。

たとえば、「どうやら、君は会社よりも家庭優先のようだな」という上司の皮肉です。その言葉が事実だとしても、指摘された人は「批判された」と思うでしょう。上司の言葉の裏には〝仕事を二の次にするとはけしからん〟という感情が透けて見え、相手にダ

メージを与えようという意図があるからです。これは批判に違いありません。

②原因を指摘する批判

「お前の意志が弱いせいだ！」など、否定的な結果について原因を探って指摘しても、それは結局、批判に帰結します。原因を洗い出す必要があるときは、相手の気持ちを配慮し、十分なサポートをしたうえでなければなりません。

③未来を否定する批判

「なぜごまかしたの！　嘘つきは泥棒の始まりだよ！」。子どもたちを教育するときによく飛び出す小言の1つです。その行動がいかに正しくないかを指摘し、たしなめ、再び繰り返さないようにという気持ちから発せられた言葉でしょう。

しかしこの言葉を聞かされたほうは、相手に怒りを抱くだけです。ちょっとした嘘をついただけなのに泥棒扱いされたように感じ、あまりにこれが繰り返されると「それならいっそ泥棒になってやろう」とまで思うようになります。こうした未来まで否定するような指摘は、反抗心を生み出してしまいます。

④誰かと比較する批判

比較するとき、模範例の後に続く言葉はたいてい批判です。「あの人は○○なのに、あなたは……」。その後は言わずともわかります。

主に親や上司など、上の立場にある人が下の立場の人同士を比べることが多いと思われがちですが、下の立場の人も上の立場の人を比べています。「隣の部署の部長ならまともな判断ができていたはずだ」「もし大企業ならもっとましなはずだ」など、人だけでなく企業を比べたりもします。親子間も同様に、子どもだって「家が裕福だったら」「もっと共感してくれる親だったら」などと思っているものです。心の中だけに留めておけず、口に出した途端、それは批判となります。

⑤「どうして?」と問いただす質問型の批判

「どうしてそんなひどいことをしたの?」という問いかけには、〝その行動を分析しなさい〟という意味ではなく、〝あなたは、ひどいと知りながらその行動をしてしまったダメな人間だ〟という批判の意味が込められています。

これら5つのよくある批判のほかにも、言われて気に障る言葉があれば批判だと思えばいいでしょう。表面上は原因と結果を話していたり、落ち着いた言葉遣いのアドバイスのように聞こえもしますが、気分を害するようであればそれは批判です。

批判は、百害あって一利なし

批判されたときには、「これは批判だ」といち早く察知することが重要です。なぜなら批判は、私たちの人生においてほぼ何の役にも立たないからです。

もちろん、批判されて涙を流して憤った後に、すっきりしてエネルギーが湧くこともあるかもしれません。しかしそれは、泣くことで感情が排出された〝浄化〟の作用（カタルシス）であり、批判によるものではありません。

お互いに言い争う関係を「発展した関係だ」と勘違いしているケースもあります。特に夫婦の場合、「言いたいことを言い合ってこそ夫婦だ」と誤解されています。

アメリカのジョン・カートマン博士は、数千組にも及ぶ夫婦との対話からそのパターンを分析し、離婚の原因を仕分けしました。その結果、夫婦の不満を決定づけるのは、経済的問題や子どもの問題、嫁姑の問題といった大きな原因によるものではなく、批判、軽蔑、無視などのコミュニケーション手段による葛藤でした。

中でも離婚に至る大きな原因が、批判などの相手を責める言葉でした。「お前のせいだ！」「自分のことを棚に上げて！」というようにお互いを傷つけあうようなやり方は、問題解決ではなく関係の破綻を引き寄せるだけです。

批判や悪口は、心理学でいう「投影」であるだけです。何かが起こったときに人のせいにしているだけなのです。投影は未熟な防衛機制の1つです。ただ問題を生むだけで、「昇華」や「ユーモア」と違って生産的な活動には至りません。

幼い子どもが転んで泣いたとき、親が「うちの子に悪さするなんて、ひどい地面め！」と地面を叩いて見せると、子どもも一緒に地面を叩いて仕返しして泣き止みます。子どもは地面を責めることで一時的に転んだ痛みを忘れるわけです。もちろん子どもが成長すれば、地面のせいにするようなことはなくなります。

しかし、大人になってストレスを受けたときに、平常心を忘れてしまうほどつらいときは、子どもの頃に使っていた未熟な防衛機制を働かせ、まわりを責めることがあります。脳が一時的に幼い頃に退行したようなものです。

このように、他人の弱点や欠点を見つけて批判ばかりするのは、実は自分の心が不安で退行していることを意味します。他人の批判をしても何の得にもなりませんが、自尊感情が低すぎるあまり、心が疲れてそのことに気づくこともできません。

他人からの批判を受け流すテクニック

ボクシングで強烈なパンチをまともに浴び続けると、ときに後遺症が残る場合があります。そうならないために、ボクサーはパンチを避《よ》け、抱きつく（クリンチ）などして相手の攻撃を止めます。それも難しければ早々にギブアップしてダメージを最小化します。私たちが批判されたときもこれと同じです。

①批判だと認識する

人生はボクシングと違ってリングから降りられません。対戦相手も決まっていません。家庭、職場、友人、道端ですれ違った人から攻撃されることもあります。批判されたときは、まずは自分が批判されたのだと認識することが大切です。それでこそ、それ以上の批判を避けることもできます。批判されたことで、心がダメージを受けやすい状態になっていることも知っておいてください。

②自分が不快なのは批判のせいだと認識する

人と接すれば気分を害することもあるでしょう。言葉に限らず、目線、ジェスチャー、または醸し出す雰囲気からでも、批判を向けられていると感じることがあるものです。

あからさまでない曖昧な攻撃もあります。相手に確認しても批判ではないと否定されて終わりです。相手に批判する意図があったかどうかは関係ありません。批判されたことで自分が精神的に苦しんでいると認識することが重要です。

③相手の不安な状態が、自分に〝投影〟されたという事実を忘れずに

誰かに攻撃された場合、相手はこちらに自分の嫌な部分を〝投影〟しているのです。相手が未熟な防衛機制を使った理由は、本人が自らに不快な感情を抱いているからです。責められたほうは、その攻撃に苦しめられて忘れがちですが、実は相手もまた不安で苦しい状態にあるのです。

④単なる相手の感情だと考える

批判されたとき、つい相手が自分についてよく知っていると錯覚しがちです。母親に性格を指摘されたり、上司に業務能力を非難されたりすると、その言葉を丸ごと真に受けてしまいます。

しかし実際は、相手もただその場の気分次第で思いついたことを口にしているだけの

場合がほとんどです。他人はあなたを深く知りもせず、客観的に評価する基準もありません。もちろんそうしたいとも思っておらず、賢明に判断する能力ももちえません。批判してきた相手は、単にストレスに負けているだけの状態なのです。

私たちに向けられるどんな批判や悪口、評価も、それは100パーセント真理ではありません。あくまで相手の個人的な意見であるだけです。

【疑問形の批判への対処法】
純粋な質問と受け止めて、適当に答える

たいていの批判は疑問形でぶつけられます。「どうして就職しないの?」などは疑問形を借りた批判であり、実はみな、そのことはよくわかっています。

しかし、批判をぶつけられた瞬間に「なんで朝っぱらから小言を言われなきゃならないんだ!」と反撃してしまうと、第二、第三の攻撃を仕掛ける大義名分を提供したも同然です。

このような疑問形の批判は、純粋な質問として処理することで追撃を防げます。

この場合はまず、自分が就職できない理由について考えてみて、「TOEICの点数

が低すぎるからかも」「大学が三流だから書類審査で落とされているのかも」など適当に答えてみる。もしわからないのなら「自分もずっと考えているけど理由はわからないよ」とだけ答えればいいのです。あるいは「もし就職できない理由で思い当たるふしがあれば教えて」と、ぶつけられた批判を相談にして返す方法もあります。

【次々に襲い掛かる批判への対処法】相手の考えに過ぎないとして放っておく

批判という矢を1本受けたことで、腹を立てて2本撃ち返すと、次は3本、4本の矢が返ってきて自分が受けるダメージもどんどん大きくなります。いっそ1本受けたところでとどめておけば1本分の苦痛だけで済んだはずです。

他人の考えはあくまで他人の考えなので、放っておくに限ります。職場の先輩から成績の良い同僚と比べられたのなら「この人は、同僚が優秀だと思っているのだな」くらいに思って、受け流せばいいのです。「同僚みたいに頑張るとなぜ言わない!?」と畳みかけられたら、適当に話を合わせて返事をしておきましょう。いちいち気にする必要はありません。

【批判へのワンランク上の対処法】「そうだよね」と共感する

批判してくる相手は、少なからずあなたに腹を立てていたり、悩んでいたり、憎んでいたりします。こうした相手のマイナス感情と向き合うことは実に難しいものです。精神科医やカウンセラーも、患者のマイナス感情と一日中向かい合っていますが、それをそのまま受け止めてしまうと、きっとすぐに辞表を書くと思います。

専門家たちがマイナス感情に耐えられる理由は〝共感〟にあります。共感は相手を治癒し、同時にマイナス感情も取り除く方法です。感情の周波数を合わせて共鳴することで、相手のマイナス感情を打ち消すことができます。

共感を言葉で表現するなら「そうなのですね」がいいでしょう。医師もカウンセラーも一日中「そうなのですね」「ああ、そんなことがあったんですか」「そう思ったんですね」「だからそれほど腹を立てられたのですね」と言い続けています。共感し、対話を続けることで患者が抱えるマイナス感情も打ち消されていきます。

共感は批判に対処するもっとも高度なスキルです。いつも批判してくるパートナーにはこう言ってみましょう。「そうか、その通りだよね」「なるほどね。それも一理あるね」。

共感を出すと相手は攻撃性を失います。結果的にはこちらも最小限の批判だけで済むというわけです。

4
失望と依存の「悪循環」を断ち切る

夫婦の不仲が起きると、ほとんどが「相手に問題がある」と主張します。

このとき出てくる「あの人が変わってさえくれれば」という常套句は、自分の幸せが配偶者次第だという意味です。相手を嫌っていながらも、自分の人生を相手にゆだねているという皮肉な状況に置かれているのです。

夫婦間にとどまらず、親子関係に悩む親は子どもに多くの期待をし、中には自分自身に期待する人もいます。期待している分だけ失望し、自分を失望させた相手に、この失望感を解消してもらおうとさらに期待して依存します。期待が大きいだけ失望も大きく、失望が大きくなるごとに期待も大きくなります。

これが何往復かした時点で諦められればいいのですが、たいていはそれができません。悪循環にはまると、このサイクルがどんどん増幅されます。

こうした「失望」と「依存」の悪循環から抜け出すためには、いくつかの考え方を手放さなければなりません。

失望しないために手放すべき考え①
「根本から変わらないといけない」

私のクリニックに、二人の子をもつ母親が訪ねてきました。2歳差の兄弟の二人ともが、欲張りで心配なのだと言います。毎日おもちゃの取り合いが絶えず、おもちゃを奪われて弟が泣いても、兄は何食わぬ顔で逃げるのだと訴えました。

「なるほど。では、二人に同じおもちゃを与えてください。それで解決しますね」

「何ですって？　それでは根本的な解決にならないじゃないですか。兄弟で毎日喧嘩しているんですよ？　私は人のことを思いやれる子に育ってほしいんです。だからこうしてクリニックまで来たのに、まともな解決策を教えるのが先生の仕事じゃないんですか？」

そう言われて、私は何とも言えない気持ちになりました。この家の子どもたちは5歳

夫婦間に起きる「失望」と「依存」の悪循環

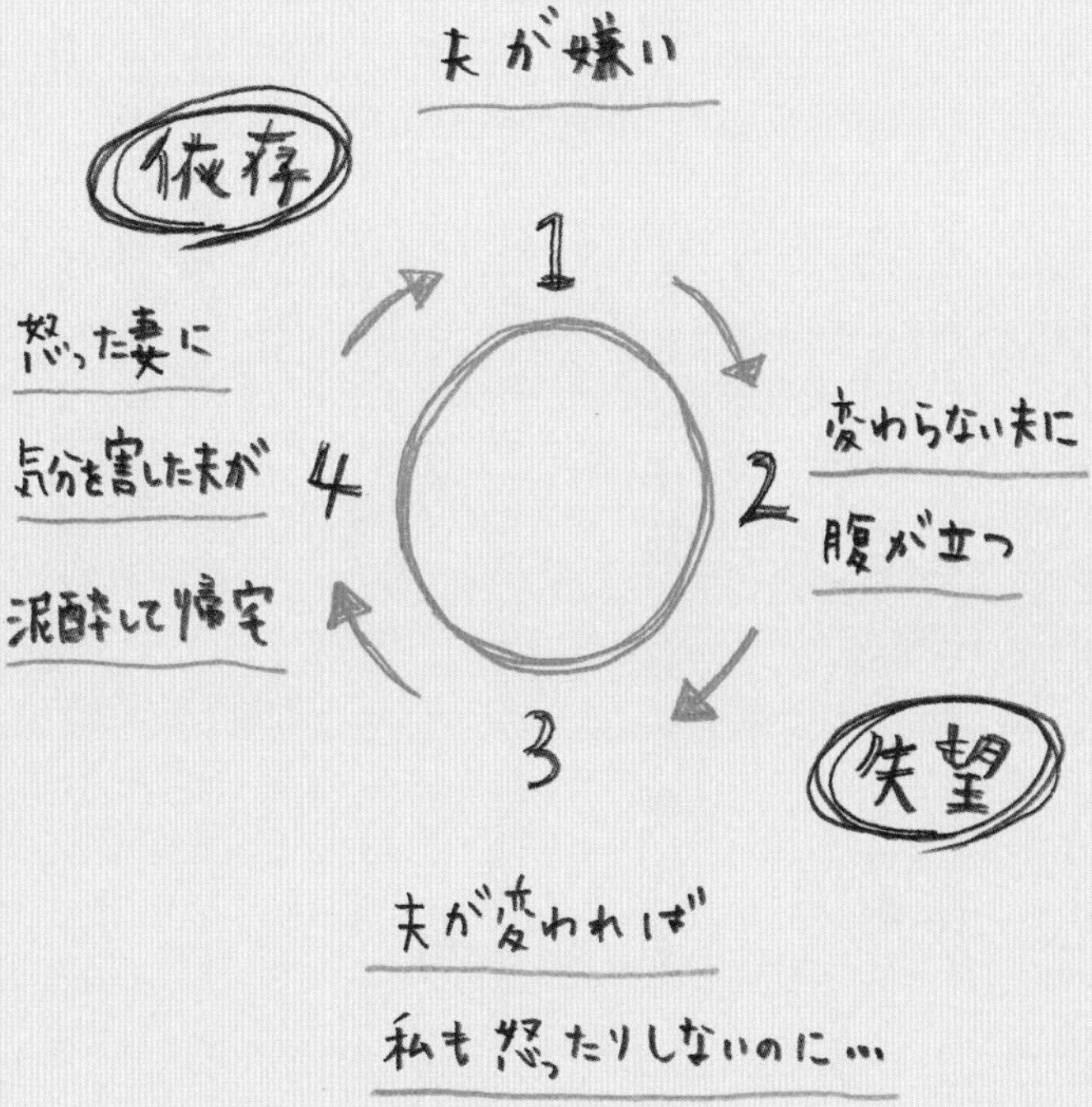

と3歳なのです。相手の持ち物がうらやましくて取り合いをするのは自然な行動です。ましてや、親からの愛情を少しでも多く享受したいと考えて行動するのは、子どもだけでなく、大人にだって見られる行動です。

多くの人は問題の根源にこだわりますが、それは目の前で自宅がめらめらと燃えている最中に火事の原因究明にこだわるようなものです。まずは火を消すのが先決です。

このように問題を解消しようとするとき、たいていの人が原因探しに注力しすぎて、エネルギーを使い果たしてしまいます。働きすぎた脳は的外れな判断を下し、自分では変えることができない問題に執着し、解決できずに失望します。

失望しないために手放すべき考え②
「相手が改めるべき」

原因にこだわる代表例に、相手への執着もあります。眠れなくなり、食欲を落としてまで相手のことを考えます。どんなに考えても、変えられない問題に集中するのです。

たとえば、職場の上司に注意されて腹が立ち、上司のことで頭がいっぱいになって眠れなかったとしましょう。きちんと睡眠がとれなかったあなたは、翌日ぼんやりした状態で出勤して、結局また仕事でミスを犯して上司に嫌味を言われるのです。

ここで最初に解決すべきことは睡眠のリズムを整えることです。しっかり寝て疲労回復に努めれば、業務能力は向上します。また、たいていのゆううつ感は、睡眠をしっかりとることで解決に向かいます。

もちろん、上司の性格や業務量が多すぎるといった職場の問題の場合もあります。しかし、それを改めようとしても無駄です。前述したように、世の中で変えられないのが〝他人〟と〝過去〟です。だから、自分の問題、その中でも変えられる問題から手を付けるべきです。

もちろん、自分が変わっても相手が変わるという保証はありません。自分がよく眠れるようになって、業務能力が高まったとしても、上司の嫌味が止まるとは限りません。

しかし、何より大事なのは自分の人生です。相手の人生は変化しなくても、自分が変われば自分の人生の満足度が20点から70点に上がることは十分にあり得るのです。どちらが良いかは明白ですね。

失望しないために手放すべき考え③

「自分の性格を改めるべき」

「自分の性格を改めるべき」という思いに執着している人もいます。すぐにカッとなってしまうとか、内向的な性格を気にしてとか、書籍で見かけた発達障害の特徴に自分がすべて当てはまるからとか、自分に関するさまざまな悩みを理由にクリニックにやってきます。

しかし、性格を変えてほしいという言葉は、自分のすべてを変えてほしいという意味にほかなりません。もちろん、性格だって変わることはありますが、一般的には性格を変えるのは難しいと思われています。そのため、彼らも心のどこかでは「本当に性格が変えられるのだろうか？」「今のままでいいのでは」という疑念を抱いています。

変えられないものを変えようと期待してしまうから、じたばたと悪循環に陥るのです。「自分は性格に問題があるから変えなければ」→「でも、性格なんかそう簡単に変えられるものではないし」→「だからつらいんだ。やはり性格を改めなくては」→「でも、性格を変えるのは大変だ。医師や薬の力を頼っても変わらないだろう」といった負のスパイラルが繰り返されるのです。性格を変えること自体を目標にすると、途中で挫折するしかありません。いつまでも改められないことに依存して、焦りが止まらなくなります。

仮に、内向的な人が自分を変えようとサークル活動に参加し、いつもよりたくさんしゃべろうと努力したとします。しかし、恥ずかしさを感じたり、やはり一人になりたいと思うたびに、自分の本来の性格に向き合うことになります。

また、いくら努力しても、他人は気にも留めないか、または違和感を抱くだけです。するとまた、「やはり性格を変えるなんて無理だ」と失望し、心の奥にある内向的な自分の特徴を思い知ることにもなるのです。

もちろん、努力によって変わる部分もあります。しかし、それは同時に「変わらない部分」に目を向けることであり、ますます自分本来の性格がクローズアップされてしまうのです。

自尊感情を下げる悪循環の断ち切り方

悪循環を断ち切るには、自分がどのような悪循環に陥っているかを把握する必要があります。まずは自分がどんな悪循環に陥っているのかを把握しましょう。

このとき、頭の中で考えるだけでは、その図が浮かばないと思います。自尊感情の問題があるなら、次のように書き記すとよいでしょう。

● **自尊感情が低いとどのようなことが起きる？**

すぐいじける。人を避ける。緊張する。

● **すると、次にどうなる？**

初対面の人とうまく話せない。落ち込んで人に会わなくなり、さみしくなる。

● **すると、次にどうなる？**

自分が嫌いになり、小さい頃にすぐ怒っていた母親を恨む。昔の恋人に裏切られたことを思い出して涙が出る。

●すると、次にどうなる？

過去のことや、家族を恨んでいる自分が情けなくなる。

このように書き綴っていて、「だから自尊感情が低くなっていたのだ」「だから自分を肯定できなくなっていたのだ」といった結論の文が登場したら、悪循環の順序がわかる図が出来上がります。それぞれの段階を見れば、何を断ち切るべきかが簡単に思い浮かぶはずです。

たとえば、「誰かを恨むことをやめる」「過去を許す」といった具体的な方向を掲げることが悪循環を断ち切る良い方法となるでしょう。ぜひ、日常的に感じている悪循環があれば図にしてみてください。

今すぐ解決できることから取り組む

このとき、表面化している問題、誰が見ても問題と思われる問題から解決するようにするのが近道です。つまり、心よりもまず「体」に表れている問題、過去よりも「現在」

の問題、他人より「自分」の問題が解決しやすい対象です。

医師が使う単語の中に〝対症療法〟という言葉があります。病気の原因を取り除くのではなく、それに伴う症状を和らげたり消したりするための治療という意味です。

たとえば、青少年のニキビ治療です。ニキビは急激な体の発達とホルモンのアンバランスにより生じますが、ニキビを防ぐために体の発達を止めたり、ホルモン検査をしたりする医師はいません。まずは目に見えるニキビを減らし、二次感染を止める治療を行い、皮膚に痕が残らないようにします。成人期に差し掛かれば次第に収まっていくからです。その時々で治療して出なくなる時期を待ちます。

これと同じで、心の問題にも対症療法が必要です。ほとんどの問題は目に見えている火から消火すべきです。

精神科の医師たちが最初のカウンセリングで「眠れていますか？」「食欲はありますか？」「体の調子はどうですか？」などと質問するのも、これら心の問題が体の問題（特に生活リズム）とつながっているからです。まず解決できる問題から着手するのはそういうわけです。

さて、読者のみなさんの中には、ここまで読んで試しても、良くない習慣や癖がそのまま変わらない、克服できないという人もいるでしょう。

それでも挫折する必要はありません。自尊感情は、悪い部分を改めなければ回復できないものではありません。〝自分にはこんな部分があるのだな〟くらいに認めながら、同時に悪習慣を断ち切るチャレンジも続けていけばよいのです。

そして、ここまでは自分の悪い面ばかりを見てきましたが、ここからは良い面、つまり肯定的な面を伸ばしていく番です。

次章では、自らを受け入れて、満足し、安定感を感じられる実践的な方法を見ていきましょう。

第7章

自尊感情を高める5つのワーク

1

「ありのままの自分を愛す」と誓う

私たちは、親から愛されて当然だと考えています。父親だから、母親だから、自分を愛してくれるのは当然だと。どんな対価も求めず、ありのままの姿を愛してくれることが本当の愛だと信じてきました。そして結婚すると、今度は配偶者に対して、ありのままの自分を愛してほしいと盲目的な愛を求めます。

こうして他人には「ありのままの自分を愛してほしい」と願う一方で、自分自身に対してはどうでしょうか？　ありのままの自分を愛するどころか、あれこれと難癖をつけて自分を憎んではいないでしょうか？

これからあなたがすべきことは、まさに他人に求めてきた愛情を自分にも求めることです。理由や条件をつけることなく、ありのままの自分を愛してほしいのです。私たちの目標は、盲目的な愛を自分にも向けることです。

愛とは、何らかの条件がそろわないと得られないものではありません。ルックスや性格、地位などが兼ね備わるのを待つ必要はないのです。つまり、「自尊感情が完璧に回復して、胸を張れる姿になれたら自分を愛そう」などと先送りにする必要はないということです。

シンプルに「今日から、今の自分を愛そう」と決心する。それだけで大丈夫です。そしてこの先もずっと、自分の内面や外見、小さな癖の1つひとつを、すべて愛せばいいのです。それが自分を愛する方法です。

自分を愛さないことで、何か手にできましたか？

これを多くの人ができずにいた理由は、私たちの心の内に「愛に対する恐れや不安」があったからにほかなりません。

たとえば、「何の取柄もない自分をそのまま受け入れて満足してしまったらどうしよう」という不安があります。完璧とは言えない自分を好きになってしまったら、これ以上成長できないと恐れているのです。

つまり、〝ナルシシズム〟への心配です。自分をあまりに愛しすぎると、自分が世界で一番だとおごり、とんでもない人間になってしまうという不安があるからです。

しかしこれは、筋肉も体力もない男性が「マッチョ体型は好みじゃないし、やり過ぎは体に悪いだろう」と運動を避けるようなものです。そんな簡単にマッチョにはなれませんし、まずは運動し始めることが大事なのは明白です。

こうして私たちは、これまで自分を愛するとダメになると考えてきました。だから、まずは〝愛されるべき自分〟になってからと思い、先延ばしにしてきたのです。

これは子どもに対して「あなたが愛されるようないい子にならないからよ」と非難し、愛情を与えない親の理論と同じです。

私たちは自分自身に対して、ありのままの子どもを愛せない親のように接してきたのではないでしょうか？　魅力もなく、自尊感情も低いやつ。そう自分を責めてこなかったでしょうか？　その結果、何か得られたでしょうか？

愛は悪者ではない

このように、私たちはこれまで愛を信じられず、愛そのものを悪いものだと認識してきました。他人からは愛されたいのに、自らを愛することはタブーと考え、ましてや他人がくれる愛情でさえ拒否してきた人もいるでしょう。素の自分を知られて逃げられるのが怖いと自ら先に逃げ出すのです。

こうして愛が悪いものだと考えられてきたのは、幼い頃からの誤解が積み重なった結果だと思います。私たちには、「愛」を言い訳に傷つけられてきた記憶が少なくありません。愛のムチという名目で手を上げられ、「愛するあなたのためよ」と怒鳴られもしました。

だから、混乱するのです。ムチを愛だと誤解し、憎しみや非難までもが愛なのだと思い込んでしまっているのです。こうして、愛は汚名を着せられてしまいました。

ですが、本当の愛は何も壊しません。

過干渉やナルシストとは違います。過干渉は子どもの気持ちを無視していることと変わらず、ナルシストは愛情欠乏の産物です。愛されて大事に育てられた子どもの自我は健康です。無条件で真の愛情を受けた人たちは自尊感情が高く、愛情深い人間に成長します。これは事実です。

ありのままの自分を愛せばいい

ここまで読んで、自分を愛することへの迷いはなくなったでしょうか？

愛するために特別な条件は必要ありません。自分の自尊感情が低いからといって、愛することを拒んではいけません。今のそのままの自分を愛せばいいだけです。

私たちは愛に完全なイメージを抱いてきました。「完璧ではない自分は愛される価値などない」と自分を哀れんできたのです。

今日からは自分で自分を愛しませんか？　愛したいのに愛したくないといったアンビバレンスはもうやめにしましょう。

2 〝私を愛する私〟からのメッセージを聴く

自尊感情が低いまま生きてきた人たちは、自分を憎み、責め立てることが当たり前になっています。ですから、自分を愛しなさいと言われても「なぜ今さら？　今まで通りでいたい」としか思えません。

しかし、諦めてはいけません。たゆまず自分を愛することを意識してください。自分を愛することが自然と生活の中に溶け込んでいきます。

〝私を愛する私〟を探し出そう

私たちの心の中には三人の〝私〟がいます。一人目は〝自尊感情の低い私〟、二人目は

〝自尊感情の低い私を責める私〟、三人目は〝自尊感情の低い私を愛する私〟です。

これまでは〝自尊感情の低い私〟と、〝私を責める私〟の二人が喧嘩をしてきました。

日中は〝自尊感情の低い私〟が活動し、夜は〝私を責める私〟が活動します。自尊感情が低いまま仕事や勉強をしたり、人と接して一日を過ごした後に、自分を責める私が目覚めるのです。

「なぜそんなこともできないの？」「なぜ気の利いたひと言も言えないの？」と自分から責められた私はだんだん委縮していき、自尊感情もどんどん低くなっていきます。

この二人が喧嘩し続けることで、三人目の〝私を愛する私〟は居場所をなくしてきました。私たちが自分を愛せない理由は、この三人目の私が力を失って意識の向こう側に消えてしまっていたからです。

自分を愛するとは、決して新たな試みではありません。隠れている〝私を愛する私〟を再び呼び戻せばいいだけです。そして、自分またはカウンセラーが仲人となって〝自尊感情の低い私〟と〝私を愛する私〟を結びつけてやればいいのです。

「〝自尊感情の低い私〟と〝私を愛する私〟は一生をともにし、愛し合いなさい」

そう言い聞かせてあげましょう。

では、〝私を愛する私〟を呼び戻すにはどうしたらいいでしょうか？

私たちの思考は気づかないうちに〝私を責める私〟に乗っ取られていました。〝自尊感情の低い私〟は高い塀で囲まれたところに閉じ込められ、外からの「愛している」「頑張れ」といったメッセージも届かずにいたのです。

それでも、意識の向こう側にいる〝私を愛する私〟の愛は強く、一貫して冷めることはありません。〝私を愛する私〟は持続的にメッセージを発信しています。幸せな気持ちになり、自分を愛せる自分になれるメッセージです。

問題は、〝私を責める私〟が張り巡らせた防御壁です。この中に〝自尊感情の低い私〟が閉じ込められていて〝私を愛する私〟の発信するメッセージが届かないのです。そのメッセージを聴くことができれば、〝自尊感情の低い私〟も成長でき、強く、賢くなって目の前の壁を壊せるのです。

もしプレゼン前に緊張して冷や汗をかいたとしても、〝私を愛する私〟が壁を破って登場すれば臆することなく済みます。〝私を愛する私〟はこのように慰めてくれます。

「大丈夫！　誰でも緊張するもんだ。君は準備をしてきたじゃないか。ただ準備した通りに発表すればいい。聴衆の中には寝ている人もいるくらいだ、声が震えたって気にすることはない」と。

イメージしてみましょう。あなたを心から愛している存在がいます。その存在のあなたへの愛は絶対で、あなたを愛するために生まれてきたも同然です。その存在は人かもしれないし、魂かもしれないし、犬や猫かもしれません。とにかく、あなたに完璧な愛を注ぐ存在です。

その存在が今、あなたにどんな言葉を掛けてくれそうですか？　疲れて苦しんでいるあなたに、または傷ついて悲しんでいるあなたに、もしくは何事もうまくいかずに自分を責めて失望しているあなたに向かって、何と言ってくれるでしょうか？

これはクリニックを訪れた患者に、私が時折する質問です。ほとんどの方が「大丈夫、よくあることだよ」「頑張ったじゃないか、今のままでも十分に立派だよ」「何があっても君の味方だよ」などの言葉を掛けてくれるだろうと答えます。

実はこの言葉こそ、今、あなたの脳が聴きたがっている言葉なのです。このメッセージが聴こえなかったために私たちの自尊感情は成長できずにいたのです。

私たちは〝私を愛する私〟が発信するメッセージに耳を傾けなければなりません。メッセージを聴いた私たちの自尊感情はゆっくりと回復し、成長していきます。

「自尊感情回復を妨げる壁」の壊し方

〝私を愛する私〟がくれるメッセージをキャッチするには、〝私を責める私〟が張り巡らせた壁を崩していかなければなりません。そのためにも、次にお伝えする、固まってしまった自尊感情の壁を崩す方法をぜひ実践してください。

人間の脳は何百億ともいわれる数の脳細胞で成り立ち、さらにその細胞から伸びた突起が宇宙にもたとえられるほどの壮大なネットワークを構成しています。したがって一度形成された思考回路は覆《くつが》しがたく、その考えを繰り返す傾向があります。

〝私を責める私〟が張り巡らせた壁は脳に実際に存在します。否定的な考えの回路は強化されたまま、私たちを苦しめます。まるで思考回路を壁で遮《さえぎ》られているかのようにです。

この壁を崩すためには、脳の左右を交互に刺激してやらなければなりません。右側、左側を順番に動かす〝両側性刺激〟を施すと、固まっていた脳の回路が柔らかくなります。

両側性刺激の代表的な刺激にウォーキングがあります。左右の手足がそれぞれ反対側の脳に支配されているため、足を運ぶたびに左右の脳が交互に活動します。このとき、がんじがらめになった防御壁が少しずつゆるみ出します。

どんな運動も脳を刺激しますが、すべてが両側性刺激を与えるわけではありません。水泳でも、クロールや背泳ぎは両側性刺激の運動ですが、平泳ぎは違います。ボクシングのように両手を交互に使う運動はそうですが、ゴルフやキャッチボールは違います。両側性刺激には右手と左手を交互にバランス良く動かす必要があるからです。

治療目的で行う両側性刺激に、眼球運動があります。主に心的外傷後ストレス障害（PTSD）やうつ病の治療に用いられます。このほかにも体の両側（ひざや腕などの左右対称の部分）を交互にタッピングする方法や、両耳から交互に音を入れる方法も両側性刺激に属します。

両側性刺激は、変化を目的とするときに効果を発揮します。タバコをやめたいときには、歩きながら「私はタバコをやめられる、やめられる！」と声に出すと効果的です。別れが受け入れられないときに旅行をすすめるのにはそういう理由もあります。

自尊感情を高めるためには、バタフライチェア・テクニックもおすすめです。両側性刺激と〝私を愛する私〟のメッセージが結合した方法です。

1. 椅子にゆったりと腰掛ける
2. 手のひらが二の腕に触れるように両腕を組む

3. 目を閉じて、左右の手のひらが触れている腕の部分を、1〜2秒間隔で交互にポンポンとタッチする

4. ポンポンとタッチしながら声に出して「私なら大丈夫」「私はベストを尽くした。それだけでも十分にすごい」「私は素敵な人間だなあ」などと自分に言い聞かせる

5. これを1日10分ずつ行う

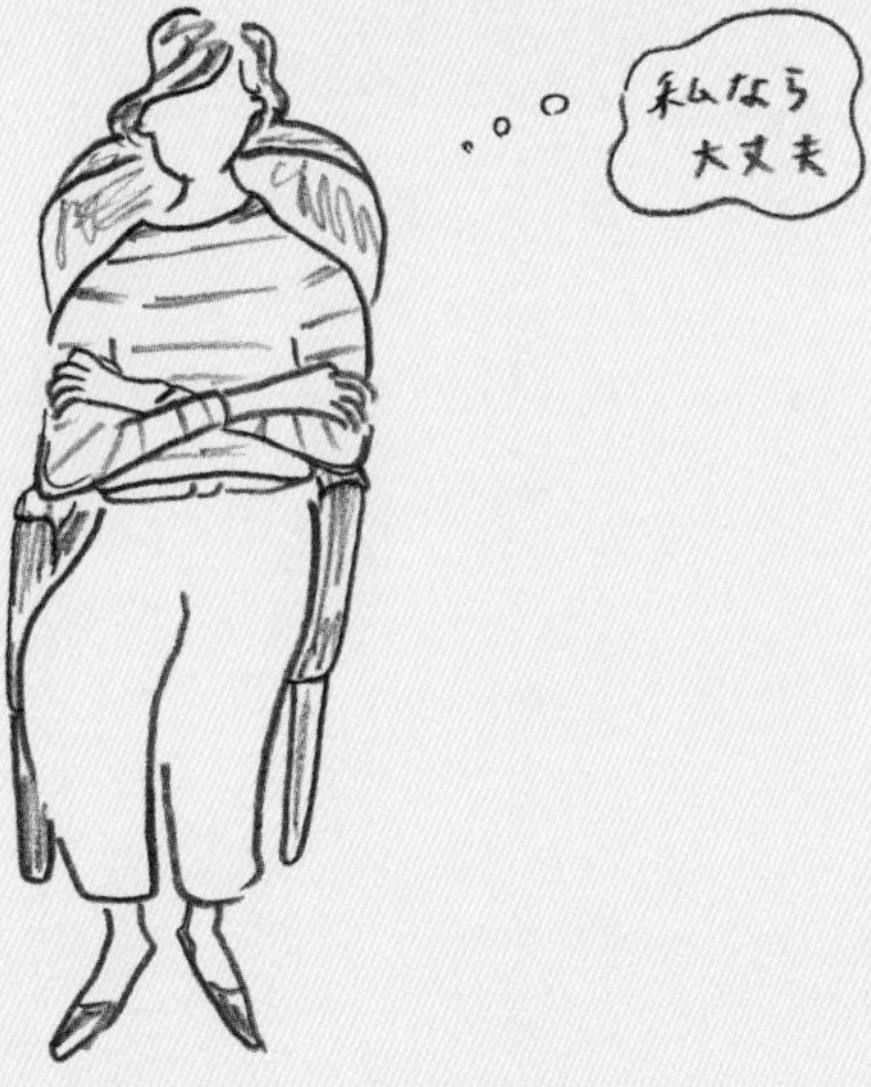

3 自分で決める訓練をする

自分を尊重できない人は、何かを決断すべきときに他人に頼ろうとします。「大学院に行くべきか？」「常習的に浮気する夫と離婚すべきか？」などの答えを求めて、思いつめた表情でクリニックを訪れる人もいます。

残念ですが、私は彼らに答えを提示することはできません。何なら、彼ら自身もまた、私が答えを知らないことをわかっています。

それでも質問するのです。「先生なら専門家だし、私より経験も多いから最善策をご存じでしょう？」と。もちろん私なりの答えを出せないわけではありません。しかし、私はあえて答えません。

それは、私が彼ら自身を尊重しているからです。彼らが答えを迫り、たとえ何度も訪ねてきても答えません。彼らが望む通りに答えてしまえば、それは結果的に彼らを尊重しないことになり、彼らのためにならないからです。その理由を説明していきましょう。

他人に選んでもらうと満足度が下がる

世の中にはさまざまな選択肢があります。A、B、Cのうちどれがいいのか、一日に何度もその選択肢を前にして悩みます。しかし、たいていはどれを選んでもそれほど大差はありません。

たとえるなら、ランチメニューを選ぶのと同じです。寿司、カレー、うどんのどれなら一番賢明な選択でしょうか?

最初は点数にして寿司が67点、カレーは71点、うどんは69点程度の満足度だったものが、フードコートに行く途中で気分が変わることもあります。到着したら寿司が半額だったために72点に上がることもあります。ところが、寿司を注文したところ、キャンペーン中で注文が殺到して待たされることになり、結局は60点に落ちたりもするのです。

ここで重要なのは、それを誰が選択したかが満足度に大いに影響するという点です。もともとはどのメニューもたいした差はありません。しかし、同行した上司が「今日は時間がないから全員うどんで済ませよう」と言った瞬間に点数が変わります。たとえおいしいうどんが出てきても、満足度は50点以下になりえるのです。

もちろん人生の岐路に立たされたときの選択肢は、ランチメニューとは比較にならない重さがあります。しかし、他人が自分に代わって選んだら満足度が下がることには違いはありません。結果がよくても、うれしさは100パーセントに到達できないのです。成功が他人にゆだねられたからです。

失敗しても自分で選ぶことが大切な理由

それでも私たちは、しきりに誰かに頼ろうとします。主体性が重要だと知りながらも決定を先延ばしにし、自分が本当は何を望んでいるのかも知っておきながら、それを選ぼうとしないのです。いったいどうしてでしょうか？

それは、決定には責任がつきものだからです。本人が下した決定に対する責任の重さを100とすると、他人が下した場合は重さが7～8割程度に軽くなります。思わしくない結果になったとしても、自分が負う責任は軽くなるのです。後悔や自責感が押し寄せてもそれも7～8割で済みます。他人が決定すると、失敗したときの痛みが軽くなるというわけです。

だから、多くの人が自分の判断を信じないようになります。低い自尊感情が防衛機制を働かせるのです。

しかしその結果、いばらの道を行くことになります。悪い結果を恐れずに済んだことが逆に悪い結果を生むのです。苦痛をまともに感じられれば後悔もするのに、8割程度の痛みしか感じていないので失敗を繰り返してしまいます。最初から自分で判断し、自分が痛みを感じることが大切なのです。

自尊感情とは、自分の決定を尊重する力

また、決定を他人任せにするたびに自分の存在感も薄れていきます。存在感とは、言い換えれば、その人が多くのことを決定しているという意味です。存在感がある人は、グループの雰囲気を決め、その日の成果や方向まで決定します。

決定権の弱い人はそれだけ存在感がありません。いてもいなくても変わらない存在、すなわち影響力を発揮できない人なので、存在感は弱まるばかりです。

自らの存在感を感じられないことは、自分の存在意義を失ってしまったようなものです。だから、存在感を引き上げることは、つまり自尊感情を回復させることだとも言え

ます。

自尊感情とは、感情的に見ると自分を愛する心であり、理性的には自ら決定し、自分の決定を尊重する能力なのです。

自尊感情を高める「決定」のルール

①何よりもまず自分で決める

自分のことは自分で決めてください。当然のことですが、もしできていないなら訓練するしかありません。決定権があるということは、責任と同時に権威も手にします。どのみち自分の人生は自分の責任です。人にアドバイスを求めるときも、「最終的には自分で決めますが」という前置きをしてから相談するといいでしょう。大事なのは、自分のことは自分で決めるのだという強い意志です。その気持ちがあれば、他人にゆだねることは減っていきます。

②自分の決定に従う

自分の決定に従いましょう。選ばなかったほうの選択肢が心配で怖くなったら、先ほどのランチメニューの話を思い出してください。別のものを選んでいたとしても、結果は似たり寄ったりです。

つまり、選択肢があるというのは、どちらも同じ程度の比重であるということです。もし損する結果になったとしても心配は無用。自分で下した決定なので、良い学びになるはずです。

③結果が思わしくなかったら、未来形で後悔する

結果は良い場合もあれば悪い場合もあります。結果が芳しくなければ後悔してもかまいません。結果の責任や苦しみを丸ごと自分で負うのです。

ただし、後悔するときは未来形で後悔してください。「あのとき、ああすべきじゃなかった」という過去形の後悔は自尊感情を害します。「この先、似たようなことがあったら、必ずこうしよう！」という未来形の後悔をすべきです。この後悔自体、1つの決心でもあります。

④結果が良かったら他人に感謝する

結果が良かったら喜んでください。その喜びを丸ごとあなたが享受してください。自

分が決めた決定が、自分を成功に導いたのです。あなたの選択が正しかったことをまわりも知っています。

ゆえに感謝の喜びを他人ともシェアしましょう。「あなたのアドバイスのおかげで成功できた」と話しましょう。それを聞いた人もやはり気分が良くなり、引き続きあなたを応援してくれます。

決定を助ける5つの質問

決定そのものに正しいも間違いもありません。決定において、明確にできる部分があるとすれば「決めるべき範囲」と「決めるまでの時間」です。

ほとんどは自分に関することを決めるので、決めるべき範囲は〝私〟と制限されます。残りは時間だけです。決定を下すまでに何時間、何日、何年かけるのかを選べばよいのです。時間をかけた分だけ賢明な答えが出るわけではありませんね。

次の5つの問いも役に立ちます。

A. 数々の悩みの中で、自分が取り組むべきものはどれか？（自分の問題にのみ集中）

B．何を決定すべきか？（感情を排除し、客観的に決める）
C．どの答えを選ぶべきか？（選択肢を見極める）
D．この決定をいつまでにすべきか？（時間を制限する）
E．この決定はいつまで有効か？（決定の有効期間を把握する）

もし、悩み過ぎて制限時間を超えてしまった場合は、あなたが〝もっと悩み続ける〟という決定をした結果です。最初は2つの選択肢だと思っていたのに、実はもう1つ〝悩みながら時間を過ごす〟という項目があって、それを選んだ結果なのです。

4

〝今、この場〟に集中する

美容整形外科の広告では、手術〝前〟と〝後〟の写真を並べて見せます。私たちはそのビフォーアフターを見て、「以前はこんなだった人がこんなに変わるのだな」と驚きます。この広告のように、「過去」「現在」「未来」の時制において、私たちの視点には「現在」が抜け落ちがちだと言えます。しかし、現在なくして未来の変化は不可能です。

美容整形における「現在」は手術中ということになるでしょうか。美容整形の手術は大変に痛みを伴う過程です。そんな痛々しい場面は広告ではなくドキュメンタリーにしかなりません。だから広告は現在を飛び越えて、過去と未来に集中するのです。しかし、それが現実です。

心の変化を望むなら、自分の心を手術しなければなりません。この場合にも若干の痛みと忍耐が伴います。しかし、それさえも受け入れられない人が多いのです。ゆえに過去と未来の間を右往左往して現在から目をそらします。

結局のところ、未来なんてわからない

「先生は私を変えることができますか？」「先生のカウンセリングを受ければ、本当に自分を愛せるようになるのでしょうか？」

このような電話相談をよく受けるのですが、私はいつも答えに困り、同じような返事をします。「それはわかりません」。10秒後のことでさえわかる人間はいないのに、彼らは、数ヶ月、数年後のことをしきりに尋ねるのです。

未来はわかりえないため、誰もが不安を感じて対策を立てます。未来を確信することで、不安を払拭しようとするのです。広告やマーケティングではこの方法を利用し、「この学習塾に通えば難関大学に合格できる」などと言い切ってターゲットを刺激します。

しかし私は、未来への確信で不安を払拭する方法をおすすめしません。どんなに未来を楽観視できても、危機はいつでも襲い掛かるものです。また、心身のコンディションが良くないときや、努力が報われなかったときには、抱いていた確信が揺らぐこともあります。

そもそも世の中のすべてのことに確信がもてるとは限りません。もともと未来とは不確実なものです。確信に執着する必要はありません。

過去に逃げても自尊感情は回復しない

ところで未来の不安が解消されても、すぐに現実に集中できない人もいます。次は過去への執着に逃げるからです。特に現実を受け入れがたい人であるほど、過去に執着する傾向にあります。

「なぜ?」という質問には非難の意味が含まれていると前で述べました。「なぜ私はあんなことをしたんだろう」は自己非難となり、「あなたってなぜそうなの?」という言葉は相手への非難です。何度も口にし、耳にしてきた言葉ですが、結局は答えなどなくお互いが傷つくだけです。

それにもかかわらず、この問いが繰り返されているのは、現実を受け止められないからです。「なぜ夫は浮気したんでしょうか? 出張に行くと言ったのに」と、現実を受け止められない人たちは過去に後戻りし、過ぎた人生に答えを探そうとするのです。現実を直視するとあまりにも苦しいため、過去に目をそらすのです。

自尊感情も同じです。現在の自分に満足できないとき、過去に逃げるようになります。幼稚園時代が問題だったのだろうか？　両親の不仲のせい？　高校のときに無視されたことが問題だったのか……こうした思いが湧いてきます。

しかし、さんざん悩んだ挙句、気づく答えは決まっています。「やり直せもしない過去のことを考えて、時間を無駄にしてしまった自分が情けない」です。

自尊感情の高い人は「今、この場」に目を向ける

過去に執着すると後ろめたく、未来に執着すると混乱します。過去には戻れないのでもどかしく、未来ははかり知れずにもどかしい。それが過去と未来の本質です。

健全な人の脳では、過去、現在、未来の比重が等しいか、または現在が半分以上を占めています。反対に自尊感情が低い人は、過去や未来に偏っています。

ですから、まずは「現在」に集中するところからスタートします。精神科の医師たちが「Here and Now」と呼んでいる原則です。過ぎた問題や、この先起こるかもしれない問題を考えるのではなく、今すぐにすべきことに集中しなさいというものです。

これは新たな習慣づくりです。毎朝のジョギングや糖質制限ダイエットを始めるよう

に、それまでの日常を離れ、新しい生活に歩みだすのです。

しかし、いくら〝今、この場〟に集中しようとしても難しいものです。〝今、この場〟という言葉がとても抽象的なので、どうしても未来への不安や過去に戻ろうとしてしまいます。

それを防ぐ簡単な方法が、文字に書き起こして見える化することです。今すぐに紙を取り出し、「今、この場で私が望んでいることは何か？」または「今すぐに私がやるべきことは何か？」と書きましょう。そして、その答えを探すのです。

いっぺんに答えを探し出せなくてもかまいません。軌道を何度外れてもまた戻ってきてください。次の例は、数日後に大事なプレゼンテーションを控え、何としてでも成功させなければならないプレッシャーに気を揉んでいる場合の例です。

私「今、私が望んでいることは何か？」

私’「プレゼンを成功させること」

私「いや、プレゼンは未来のことだ。今は何をすべきか？」

私’「今は準備をするときだ。でも、今準備したって、うまくできるとは限らないだろう。いつもみたいにまた緊張するんじゃないか」

私「いや、それは未来の話だ。今すぐに私が望むことは？」
私'「プレゼンの準備をしたいけど、もう夜11時だ。今日は会社帰りに友人と映画を見てしまったから。そんなことをしている場合じゃなかったのに……」
私「いや、それは過去のことだ。今、この場で、私が望んでいることは何か？」
私'「今、この場では、1時間でも集中してプレゼンの資料を整理しておきたい」
私「そうだな、それを紙に書こう。〝私は、今、この場で1時間だけプレゼン資料を整理したい〟。そう書いてデスクの目の前に貼れ。そして未来が不安になったり、過去を後悔しそうになったら必ずこの紙を見ろ。それでこそ資料の整理に集中できる」

現在に集中すれば、問題解決がグンと近づくだけでなく、新たに得るものもあります。

それは〝魅力〟です。

「現在」に没頭している人というのは実に魅力的に見えるものです。自尊感情を高めながら今やるべきことに没頭でき、魅力まで得られる。まさに一石二鳥ですね。

5

自尊感情が高い人のように振る舞う

自尊感情が低い人たちは、実はゆるぎない信念をもっています。「私なんてうまくいくはずがない」という信念だけは、がんとして譲りません。

そう考えてしまうのは、彼らが自分の弱点、欠点、心の傷、気に入らない経歴などマイナス要素にしか目を向けないからです。これらのマイナス面を理由に、否定的な結論をどんどん固めてしまうのです。

もちろん、いつまでもマイナス要素だけを抱えていたい人などいません。しかし、もはやそれはある種の妄想ともいえる信念になってしまっていて、指摘しても「あなたに私の何がわかるの？　私は幸せになれるわけがない！」と開き直られるだけです。

彼らに、自分を愛しなさいとか、自分を尊重しなさいと忠告しても、きっとそれを否定するだけの数多くのマイナス要素を羅列されて終わりでしょう。

自尊感情の向上は、あなたが思うほど難しくない

自尊感情は家にもたとえられます。どんなに外でつらいことがあっても、家が快適だと耐えられます。心を攻撃する数多の批判や比較、劣悪な状況は、いわば悪天候です。自尊感情が強固なら、安全に身を守れて、心も体もいたわることができます。

自分なんてうまくいかないという思考にとらわれた人は、手入れもされていないあばら屋暮らしに慣れ切った人と変わりません。隙間風が吹き込み、天井はいつ崩れ落ちるかわからず、室内の掃除も一切していないような汚い家です。この家の片隅にうずくまって「子どもの頃からずっとこうして暮らしているし、私よりもっと恵まれない人もいるじゃないか」と言いながら、ぎこちない笑みを浮かべているのです。

見かねた知人が助け舟を出し、掃除し、食事を与えるのですが、知人が帰るとすぐに元通りになります。次に専門家が訪れて、「家を補修してあげるから、その間は準備した宿泊所で暮らしてください」と言っても、「移動が面倒なので家なんて補修しなくてもいい」と言うのです。どうしても彼らは変わろうとしません。発展よりも、慣れ親しんだ現状を選ぶのです。

しかし、そんな場合でも自尊感情を高めることはできます。受け入れる準備ができて

いなくても大丈夫です。自尊感情を家にたとえましたが、自尊感情を形成する過程に工事は必要ありません。もっと簡単に回復することができます。

奇跡を呼ぶ質問
「私が自尊感情の高い人ならば？」

では、どうすればいいか？

自尊感情が回復すると、脳が健康になって肯定的な考え方をするようになりますが、その反対も成立します。つまり、脳が健康になれば、自尊感情も回復するのです。

そこで忘れてはならないのが、脳は原因と結果を混同するという点です。だから、些細な行動でも自尊感情が回復した人のように行ってみれば、脳が健康になり自尊感情が回復します。

「今晩、奇跡が起きたとしましょう。寝ている間にあなたの自尊感情が完璧になっていました。自分を正しく愛し、自信がみなぎり、自分の判断を尊重しながら他人にも気配りができるあたたかな人になっていました。夜が明けたとき、あなたはどう行動しますか？」

こんな質問をすると、人々はこう答えます。

「私は鏡を見て微笑むと思います。これまでは毎朝、鏡を見るのが苦痛でした。もしそんな奇跡があるのなら、顔を洗うときもしかめ面しないでしょうし、ひげをそりながら鼻歌も歌うかもしれませんね」

「朝食をとると思います。いつからか夜食が習慣になってしまって、毎朝、胃が重たくて睡眠も浅くなっていたようです。通勤するときも最悪の気分でした。夜食をやめて簡単なものでもいいから朝食をとりたいです」

そんな彼らに私はこう言います。「その行動をまず行いましょう」。脳は原因と結果を混同し、あなたの行動に従います。続けて行うことでそれに慣れていくのです。

今すぐにできる自尊感情を高める3つの行動

脳を変える、簡単で効果的な良い方法もあります。

歩くこと、表情づくり、独り言。この3つです。

脳が一番活発に、効率良く動くときに、自尊感情を向上させると変化が起こります。そして人間の脳は、この3つのアクションで活性化するのです。

歩きなさい。自分を尊重している人のように

自分を尊重し、自分の決定を信じる人のように歩きなさい。背筋が伸びて、適度に肩の力も抜けるでしょう。ゆとりのある人のように、他人の批判に振り回されない人のように、胸を張って一歩一歩踏み出してみましょう。

自分を愛する人のように、表情をつくりなさい

鏡を見るたびに「もし私が自分を愛しているのなら、どんな表情をするだろうか」と想像してみてください。きっと笑顔が生まれてくるはずです。

もちろん、無理に微笑む必要はありません。生きていれば、精神的につらい日もあるはずです。そんな日でも鏡の中の自分を愛しているのなら、どんな表情をするか考えてみてください。その表情を浮かべてみましょう。

ポジティブな独り言をつぶやきなさい

つらいことがあったとき、自尊感情が高い人ならばどんな言葉を言うのかを考えて、独り言を言ってみてください。

「大丈夫。誰にでもあることさ」と一般化するか、「まだ君だからよかったよ、ほかの人ならもっと悪い結果になっていたはず」と合理化するかもしれません。その言葉を脳に聞かせてやるのです。脳はそんな言葉が大好きです。脳が好きな言葉をこまめに聞かせてあげましょう。

Epilogue

どうかご自愛ください

私は長い間、ライオンこそが〝ジャングルの王〟だと思っていました。子ライオンと遊び、腹が減れば狩りに出て、悠々と暮らしているのだろうと考えていたのです。

ところがライオンの暮らしも、それほど楽ではないことを少し前に知りました。テレビで「ナショナルジオグラフィック」を見ていたときのことです。

ライオンに子を狩られた母親カバが復讐に出る場面が映し出されました。母親カバの攻撃で地面に叩きつけられ、命からがら逃げ出すライオンの姿に、私はとても驚きました。

さらには、ワシやハイエナなどの猛獣からはねぐらを脅かされて、親ライオンは子どもをさらわれないようにと四六時中気が抜けなさそうでした。

単独での狩りも一筋縄ではいきません。シマウマの逃げ足は速く、後ろ足でライオンをキックするつわものもいます。狩りの最中にヘビに咬まれて死んだり、ゾウに踏みつぶされないようにちょろちょろと逃げ回る様子も映し出されました。ライオンの一生もなかなかに大変そうなのです。

そんな苦労を強いられているライオンを見ていたら、何とも居たたまれない気持ちになりました。子どもの頃に憧れていたライオンも、実際はただ、毎日を耐え抜いているだけだったのです。

私たちの人生も似たようなものかもしれません。ともすると、現代社会を生きるすべての人が、このライオンのように過酷な人生を送っているからです。

気づけば世の中は、私たちを脅かすことであふれています。必要以上の全力疾走を強いられ、誰かを出し抜いてこそ、ようやく生き延びることができる。私たちは今、疲れ切ったライオンのように、この現代社会というジャングルを耐え忍んでいるのです。

しかし、こんなふうに考えてみてはどうでしょうか。今でこそ、苦しい人生の最前線で疲弊していますが、誰もがみなジャングルを生きる優れた王であると。家族にとっては何者にも替え難い大事な息子、娘でもあり、父親、母親、配偶者でもあり、または多くの危機を乗り越えてきた戦士であり、人生を力強く守り抜いてきた英雄であると。

ときには予想外の攻撃にバランスを崩し、悲しみや絶望の中で号泣することもありますが、それでも自分が王であるという事実に代わりはないのです。明かりの消えた部屋で、声を殺して泣く日があってもかまいません。それは弱いからではなく、あなたが人間だからなのです。

どんな瞬間にも忘れないでください。あなたはジャングルの王であり、世界の中心だということを。あなたはこの世でただ一人だけの、愛されるべき大事な存在だということを。

著者

ユン・ホンギュン

自尊感情専門家、ユン・ホンギュン精神健康医学科医院院長。中央大学校医科大学を卒業し、同大学医科大学院で博士課程を修了。京郷新聞、韓国日報、月刊生老病死などへの寄稿のほか、FMラジオ交通放送「耳で聞く処方箋」などの相談医としても活躍。韓国依存精神医学会、韓国賭博問題管理センター、中央大学ゲーム過没入センター、性依存心理治療協会、校内暴力防止のための100人の精神科医師会などで活動。主に関心を寄せている分野は「自尊感情」と「依存」。

訳者

岡崎暢子

（おかざき・のぶこ）

韓日翻訳・編集者。1973年生まれ。高麗大学などで学ぶ。帰国後、韓国人留学生向けフリーペーパーや韓国語学習誌、韓流ムック、翻訳書籍などの編集を手掛けながら翻訳に携わる。訳書に『あやうく一生懸命生きるところだった』『今日も言い訳しながら生きてます』（以上、ダイヤモンド社）、『頑張りすぎずに、気楽に』（ワニブックス）、『僕だって、大丈夫じゃない』（キネマ旬報社）など。

どうかご自愛ください
――精神科医が教える「自尊感情」回復レッスン

2021年7月13日　第1刷発行
2024年11月12日　第7刷発行

著　者――ユン・ホンギュン
訳　者――岡崎暢子
発行所――ダイヤモンド社
〒150-8409　東京都渋谷区神宮前6-12-17
https://www.diamond.co.jp/
電話／03･5778･7233（編集）　03･5778･7240（販売）
装丁――――坂川朱音（朱猫堂）
本文DTP――梅里珠美（北路社）
校正――――鷗来堂
カバーイラスト―嶽まいこ
本文イラスト―ツマサキ 寺門朋代
製作進行――ダイヤモンド・グラフィック社
印刷――――堀内印刷所（本文）・新藤慶昌堂（カバー）
製本――――ブックアート
編集担当――畑下裕貴

ISBN 978-4-478-11172-7